Fernanda Vargas Amaral

Imagen Corporal y Calidad de Vida de Pacientes Cardíacos

AF138187

Fernanda Vargas Amaral

Imagen Corporal y Calidad de Vida de Pacientes Cardíacos

De la enfermedad para una vida con más calidad

Editorial Académica Española

Impressum / Aviso legal

Bibliografische Information der Deutschen Nationalbibliothek: Die Deutsche Nationalbibliothek verzeichnet diese Publikation in der Deutschen Nationalbibliografie; detaillierte bibliografische Daten sind im Internet über http://dnb.d-nb.de abrufbar.

Información bibliográfica de la Deutsche Nationalbibliothek: La Deutsche Nationalbibliothek clasifica esta publicación en la Deutsche Nationalbibliografie; los datos bibliográficos detallados están disponibles en internet en http://dnb.d-nb.de.

Coverbild / Imagen de portada: www.ingimage.com

Verlag / Editorial:
Editorial Académica Española
ist ein Imprint der / es una marca de
OmniScriptum GmbH & Co. KG
Heinrich-Böcking-Str. 6-8, 66121 Saarbrücken, Deutschland / Alemania
Email / Correo Electrónico: info@eae-publishing.com

Herstellung: siehe letzte Seite /
Publicado en: consulte la última página
ISBN: 978-3-659-09926-7

IMAGEN CORPORAL Y VARIABLES RELACIONADAS A LA CALIDAD DE VIDA DE PACIENTES CARDIACOS

Fernanda Vargas Amaral

Fevamaral@hotmail.com

ÍNDICE

Introducción

En el estado actual de la neurociencia no se puede describir la relación entre cerebro y conducta, ni siquiera para las formas más simples de comportamiento, de una manera cabal. Incluso con las técnicas refinadas de la tomografía computarizada o la resonancia magnética podemos solo describir, y bajo condiciones especiales, terrenos toscamente delimitados para extraer de ahí conclusiones que, en última instancia, se apoyan en datos estadísticos. Lo mismo puede predicarse de la relación entre el cerebro y la consciencia del yo, donde pone de manifiesto un delicado intercambio entre todos los elementos del cerebro.

La representación del "yo" es ecológicamente importante porque determina la relación entre nosotros mismos y los otros en el comportamiento social. Para Kosslyn (2001), la imagen visual no sólo actúa en el sistema motor, sino también afecta el cuerpo, tanto como una percepción real.

Según algunos autores, la presencia de algún tipo de enfermedad o la muerte de personas significativas, conflictos conyugales, insatisfacción personal o profesional, pérdida de empleo o prestigio, puede desencadenar síntomas coronarianos. Los hábitos y el estilo de vida poseen un gran efecto sobre la enfermedad coronariana, se cree que un 90% de esto tipo de enfermedades podrían prevenirse caso los factores de riesgo fuesen controlados con un estilo de vida más sano (NIEMAN, 1999).

El objetivo principal de los programas de rehabilitación es amenizar los efectos fisiológicos y psicológicos de las enfermedades cardiacas, reducir los riesgos de muerte súbita o un nuevo evento cardiaco, controlar los síntomas cardiacos, estabilizar o revertir el proceso aterosclerótico, además de promover una mejora en la autoestima y en la vida social de los pacientes (SOUZA et al., 2000). Evidencias indican que en Programas de Rehabilitación Cardiaca hay una mejoría en el perfil lipídico, en la tolerancia al ejercicio, disminución del número de cigarrillos fumados o término del hábito, mejora en el estado emocional, bienestar, reducción del estrés y uno de los síntomas cardiacos así como en la mortalidad

Conceptos claves:

Imagen Corporal: "La imagen del cuerpo es la figura de nuestro propio cuerpo que formamos en nuestra mente, es decir, la forma en la cual nuestro cuerpo se nos representa a nosotros mismos" (SCHILDER, 1950).

Calidad de Vida: Es una noción eminentemente humana, que abarca varios significados reflejado en conocimientos, experiencias y valores individuales y colectivos de acuerdo con la clase social, momento histórico y la cultura que preceden las personas (DANTAS et al., 2003).

Rehabilitación Cardiaca: "La suma de las actividades requeridas para garantizar al paciente mejor condición física, mental y social, entonces él puede reasumir y mantener un lugar tan normal cuanto posible dentro de la sociedad" (WHO, 1993).

En este contexto se establece como objetivo de este estudio, **verificar sí existe relación entre la calidad de vida y la imagen corporal en pacientes sometidos a un programa de Rehabilitación Cardiaca.**

2. 1 Fundamentación Teórica

2.1.1 Imagen Corporal

El hombre, a través de relatos de su existencia, siempre se ha preocupado con la manera en la que su imagen era transmitida a los demás y hasta cómo el propio la reconocería. A través de la evolución histórica, se puede constatar que la percepción de cuerpo bajo la visión humana se ha modificado constantemente debido a las influencias de los avances tecnológicos y las consecuentes modificaciones culturales (ADAMI *et al*, 2005).

Hoy, la imagen corporal está siendo erróneamente interpretada de manera fragmentada y mecánica. Lo que merma la subjetividad del cuerpo humano, es decir, el deseo, la emoción, el placer, volviendo las personas en objetos útiles a la sociedad (DE LUCA, 1989). La sociedad está creando estereotipos de cuerpo, que envuelve la vida de las personas, dictándoles conductas e incluso reglas de convivencia.

Según Coccetrone (2003), el modelo ideal de belleza está en constantes modificaciones, asimilando los modelos que antes existían en la mente humana con las tendencias modernas. De acuerdo con la investigación presentada por este autor, en un análisis realizado con la población de Mandaú-CE (Norte/Brasil) respecto a la imagen corporal, se verificó que un 41,4% de la muestra de la población se encontraban insatisfechos con su silueta corporal, estando éstos dentro de los patrones normales de masa corporal. Al comparar esos valores con un estudio realizado en el Sur de Brasil, de donde la insatisfacción presente con la imagen corporal es alrededor del 67%, puede notarse que los aspectos culturales, ambientales y socioeconómicos son grandes e influyen en gran medida en la satisfacción con el propio cuerpo (MARIA, MUTSCHALL DE OLIVEIRA, 2003).

2.1.1.1 Imagen Corporal en el paradigma Psicoanalítico

Desde la gestación, somos modelados por los valores vigentes, por la cultura y por la situación de clase social la que pertenecemos. Así, nacemos, sobrevivimos y morimos. En Brasil, a pesar del brasileño haber conquistado recientemente una relativa democracia política, los cuerpos son marcados ideológicamente por un narcisismo, diseminado a partir de un colonialismo autoritario al que el brasileño se somete (MEDINA, 1990).

El cuerpo humano aparece para el mundo en un contexto espacial y temporal, donde aspectos fisiológicos, afectivos y culturales se evidencian de forma permanente, estando todos interrelacionados (TAVARES 2003). El esquema corporal es dinámico y está en continuo movimiento de autoconstrucción y autodestrucción (CAPISANO, 1990). Ese dinamismo del esquema corporal se debe al hecho de que el ser humano al estar constituido a través de informaciones sensorio-motoras que llegan al cerebro, envolviendo en elementos cognitivos relacionados a la forma de como el individuo se percibe a sí mismo, pudiendo esta percepción ser objetiva o subjetiva (COCCETRONE, 2003).

De acuerdo con Freedman (1991), la imagen corporal puede ser imaginaria y al mismo tiempo, ser vivida como algo tan real como este imaginario. Puede convertirse en una constante fuente de energía o una causante de dolor crónica. La insatisfacción con el propio cuerpo ejerce influencia negativa sobre el comportamiento del individuo, la imagen corporal es una representación condensada de las experiencias pasadas y presentes, reales o fantaseadas, consciente o inconsciente (OSÓRIO, 1992).

En una investigación hecha respecto a la percepción de la silueta corporal en ancianos, se puede constatar que la mayoría de los ancianos tiene una buena noción de su imagen corporal, sin embargo, un 45% de ellos se ven como a ellos les gustaría ser, algunos alegando estar más delgados y otros alegando estar más gordos (BENEDETTI; LOPES, 2000).

Ya en otra investigación, que envolvía niñas en la edad de la adolescencia, demostró que a un 67% de las niñas les gustaría tener el cuerpo más delgado que el que poseen. Además, esta investigación alegó que la imagen corporal distorsionada es uno de

6

los principales factores en el desarrollo de trastornos alimentares más comunes actualmente, que afectan biológicamente y psicológicamente las personas (ROSSI; ROTH, 2000).

Así, la imagen corporal no es sólo un patrón de comportamiento común respecto a un determinado estímulo del medio, que repercutirá en las actividades neuronales. Ella depende de la individualidad y de las experiencias vividas por cada uno. De acuerdo con Damásio (2000), se puede decir que cada persona posee un patrón diferente de respuesta para la construcción de la imagen mental. Aunque ésta dependa de una estructura orgánica circunscrita, la autoimagen corporal debe ser comprendida como un fenómeno singular, estructurado en el contexto de la experiencia existencial e individual del ser humano (TAVARES, 2003).

Según De Lucca (1999), la visión que niega la idea de la unificación entre cuerpo y alma, razón y deseo, es uno de los mayores obstáculos para la comprensión del cuerpo en su multidimensionalidad, una vez que las acciones humanas se manifiestan y se expresan corporalmente traduciendo la manera del estar insertado en el mundo, de vivir emociones e interacciones con otros sujetos.

Una buena estructuración de la imagen corporal implica algunas castraciones, o pérdidas. Intentar conocer la profundidad del cuerpo y admitir la existencia de limitaciones y la posibilidad de no alcanzar el ideal de imagen tan soñado es un proceso doloroso que, sin embargo, dimensiona un proceso de diferenciación y aceptación del propio cuerpo (COCCETRONE, 2003). Para Capisano (1990), la imagen corporal es lábil, mutable e incompleta. Depende del uso que hacemos de ella, de nuestro pensamiento, de nuestras percepciones y de las relaciones objetivas. Tavares (2003), afirma que la imagen corporal refleja la historia de una vida, el recorrido de un cuerpo, cuyas percepciones integran su imagen y marcan su existencia en el mundo a cada instante.

2.1.1.2 Imagen Corporal en el paradigma científico

"Imágenes son representaciones internas"

(KOSSLYN *et al.* 2001).

La representación del "yo" es ecológicamente importante porque determina la relación entre nosotros mismos y los otros en el comportamiento social. La imagen mental ocurre cuando la información percibida es accedida en la memoria, lo que da sentido a la frase "mirando con los ojos de la mente." Ya la percepción ocurre cuando las informaciones son registradas directamente de los sentidos. Imágenes mentales no son simplemente percibidas, ellas pueden ser modificadas de acuerdo con el recuerdo que el estímulo puede traer (KOSSLYN *et al.* 2001).

La habilidad de los niños de reconocieren a sí mismos delante del espejo empieza en el según año de vida (LEWIS; RANSAY, 2004). Esta representación puede ser dentro de un contexto cultural ya que, según Heine (2001) Markus y Kitayma (1991), los occidentales (norteamericanos y europeos) tienen la tendencia de verse a sí mismos como una entidad anónima separada de las otras personas. Sin embargo, para los mismos autores, los asiáticos valoran que la interconexión de las acciones humanas que van resultar en las actitudes personales, pensamientos e interrelaciones.

Los resultados de una investigación sobre la actividad neuronal utilizando resonancia magnética funcional en chinos y occidentales, indican que la gran importancia en los contactos interpersonales de la cultura china está relacionada con el desarrollo de la unificación neuronal en el cerebro del "yo" con las personas íntimas como la madre, mientras que la relativa dominancia de la independencia del "yo" en el cerebro, en la resonancia magnética de los occidentales, resulta de una separación neuronal entre el "yo" y los otros (YING ZHU *et al.*, 2006).

El proceso de reconocimiento visual del propio rostro, del cuerpo, o de los propios movimiento involucran estímulos combinados del sistema visual y la propiocepción interna de los músculos (LIEBERMAN, 2007).

Hay un consensuo que indica que la auto representación es un constructo unitario que es representado por el trabajo de las estructuras cerebrales entre la parte medial prefrontal del córtex y el córtex singular (WATSON *et al.*, 2007). Lo que concuerda con autores que citan que el proceso de auto representación ocurre a través de la actividad medial prefrontal del córtex (Craifk *et al.*, 1999).

Sin embargo, el estímulo que lleva la información sobre sí mismo (la representación del yo) está mezclado a varios otros tipos de informaciones, incluyendo las de orden emocional (WATSON *et al.*, 2007). La neuroimagen, la estimulación magnética transcranial y los estudios neurofisiológicos sugieren que el córtex Parietal Lateral, en las regiones bilaterales, particularmente en el lado derecho del cerebro hace la conexión entre el visual y el *feedback* propioceptivo. Sin embargo, el córtex Parietal Lateral es típicamente activado cuando estímulos externos visuales de un cuerpo entra en conflicto con la experiencia interna de sí mismo (LIEBERMAN, 2007).

En un estudio hecho en monos, algunas neuronas que están situadas en el área F5 del cerebro respondían selectivamente cuando éstos imitaban las acciones de otro mono o humano. Esas neuronas fueron denominadas "*mirror nerons*" o neuronas espejos (KOSSLYN *et al.* 2001). Las "neuronas espejos" son la base para comprensión del comportamiento, intensiones y experiencias con otras personas, pero todavía no fueron demostradas empíricamente. El sistema de esas neuronas es asociado con la experiencia de entender la perspectiva o la experiencia de otros (LIEBERMAN, 2007).

Algunos experimentos con imagen hechos a través de tomografía demuestran que las personas inconscientemente intentan imitar lo que ellas creen que es correcto en una situación percibida que no es exactamente la realidad. Si la activación visual de la parte anterior del córtex puede ser alterada, indica que las expectativas y las creencias de las personas modulan lo que ellas ven (Kosslyn *et al.* 2001).

La parte pre motora del córtex integra la información para diferentes sentidos que hacen que sea capaz el auto reconocimiento del cuerpo. Aun así, la visión intenta dominar, pero si la información es del inconsciente, el cerebro "cree" en la información que está enviada y repasa para la parte propioceptiva (EHRSSON, 2004). Para Kosslyn (2001), la imagen visual no sólo actúa en el sistema motor, sino también afecta el cuerpo, tanto cuanto una percepción real.

2.1.1.3 Modelos de Silueta Corporal de Stunkard y Sorensen (1993)

El cuestionario de las figuras de Silueta Corporal de Stunkard y Sorensen (1993) es constituido por 18 figuras (nueve masculinas y nueve femeninas). En este cuestionario, cada individuo de la muestra señala la silueta con la cual se identifica, en cuál le gustaría estar, y en el final, es dada la opinión del investigador. Este cuestionario fue testado y validado por los propios autores en 1993 y está siendo ampliamente utilizado en todo el mundo.

Sorensen y Stunkard utilizaron este modelo para verificar si la obesidad infantil es causada por genes o por el medioambiente. En este estudio, los autores estudiaron una muestra de 3580 adultos y 3476 hijos adoptivos, tras estratificarlos por sexo y edad, dividieron en cuatro subgrupos: los delgados, los medianos, los con sobrepeso y los obesos. Después de esa división, cuatro grupos de 133 hijos fueron similarmente seleccionados como aquéllos que poseían máxima masa corporal.

Cuestionarios con las siluetas corporales fueron entregados a los hijos, a los padres adoptivos y a los parientes biológicos de los niños. La puntuación de las siluetas fue validada con el índice de masa corporal, y no con medidas de la composición corporal. En este estudio, el coeficiente de correlación entre el relatado con la puntuación de la figura de silueta corporal y el índice respectivo de masa corporal fue de 0.88 para la mediana y 0.87 para los valores máximos. La correlación para estas siluetas con alto índice de masa corporal para madres y padres fue de 0.74 y 0.63 respectivamente y para valores muy bajos fueron 0.66 y 0.38 respectivamente.

Los padres biológicos mostraron una menor o una nula significación con las siluetas apuntadas por los hijos. Sin embargo, no tuvo ninguna relación entre la puntuación de los padres adoptivos con la de los de los hijos adoptados (SORESEN; STUNKARD, 1993).

En Brasil, estas figuras fueron utilizadas en estudios como el de Maria *et al.* (2003) con funcionarios de la Universidad del Estado de Santa Catarina/ Brasil (UDESC) de Joinville para verificar la satisfacción corporal de los mismos respecto a su nivel de actividad física. El mismo cuestionario fue aplicado por Adami *et al.* (2003), para evaluar el grado de satisfacción con la imagen corporal en universitarios de la carrera de

Educación Física de la UDESC. Damasceno *et al.* (2002) también utilizó este cuestionario con universitarios, buscando cuantificar el tipo físico que las personas desean alcanzar y verificó que de éstas, sólo un 9% se encuentran satisfechas con su peso actual.

Un estudio realizado en San Caetano del Sur (Brasil) en el año 2000, comparó el índice de satisfacción de la autoimagen corporal con las variables antropométricas de 114 mujeres con edades entre 50 y 83 años. En ese estudio, las siluetas habían sido clasificadas en cuatro grupos que siguieron el siguiente criterio: actual menor que la ideal (negativo), actual igual al ideal (nulo), actual mayor que el ideal y la diferencia igual a 1(uno) y actual mayor que la ideal y la diferencia mayor o igual a 2 (dos). Los valores medios observados para imagen actual e ideal fueron de 6.2 ± 2.7 y 5.0 ± 2.2 respectivamente. Los resultados demostraron que aquellas que poseían menor peso y menor IMC presentaban mayor grado de satisfacción con la autoimagen (BRADDION *et al.*, 2000).

2.2 *Calidad de Vida*

El concepto calidad de vida es un concepto individual y tiende a cambiar a lo largo de la vida. Es una noción eminentemente humana, que abarca varios significados reflejados en conocimientos, experiencias y valores individuales y/o colectivos, de acuerdo con la clase social, momento histórico y la cultura la que pertenecen (DANTAS *et al.*, 2003).

Sin embargo, hay un consenso alrededor de una idea que defiende que la combinación de varios factores, tales como estado de salud, satisfacción en el trabajo, ocio, relaciones sociales y familiares, placer y espiritualidad resultarán en un conjunto de situaciones resumidas como calidad de vida (NAHAS, 2001). Según Terluriano (2003), la calidad de vida de la población está cada vez más baja, fue diagnosticado el nivel de estrés como constante y cada vez menos queda tiempo para el ocio. El mismo autor afirma también que son las maneras de convivir con las presiones diarias que comprometen el autocontrol, disminuyen la autoestima, promoviendo disturbios comportamentales, depresiones, ansiedades y alteraciones físicas.

Frente a eso, la actividad física se vuelve importante, pues a través de ella es posible que haya una adaptación en los latidos cardiacos, en la tensión arterial, además de secretar hormonas provenientes del estrés inducido por el ejercicio. Así, el cuerpo tornase fortalecido, entrenado y reacciona de una manera mejor a las presiones cotidianas (NIEMAN, 1999). Adicionalmente, los beneficios psicológicos advenidos de la práctica de actividad física también favorecen un mejor afrontamiento del estrés, sea por disminución de los síntomas, o por un aumento de la autoeficacia, del auto concepto y de la autoestima: elementos importantes encarar el estrés cotidiano (MIRANDA; GODEL, 2000).

En sus investigaciones, Zahapoulos y Hodge (1992 apud Alvaro *et al.* 2001), revelaron que la práctica deportiva no tiene un impacto sobre el concepto global del cuerpo, sino sobre componentes específicos. De este modo hay que estar atento, puesto que el ejercicio puede ayudar a acabar con sensaciones de angustia y de depresión ligera en algunas personas, sin embargo no es aconsejable que, en casos más graves, la persona espere que sus síntomas amenicen sólo con la intervención de la actividad física (ACSM, 2003).

2.2.1 La Influencia de las distintas emociones

La emoción tiene como papel primordial evaluar las informaciones captadas por el ambiente y por el propio individuo a través de las estructuras líbicas de asociación. Esta evaluación tiene como objetivo la preservación de la especie y generar sensaciones agradables o desagradables (CHOZZ, 1987).

Las variaciones de humor son naturales en la existencia humana e indican que el individuo reacciona a partir de sus propias percepciones. En una respuesta adaptada, las emociones ofrecen experiencias preciosas de aprendizaje sobre nosotros mismos, y así, nos ayudan a funcionar de modo más efectivo. En presencia de luto o pérdida, las reacciones son adaptadas cuando siguen el curso normal de lamentaciones, acompañadas de rabia, dolor, desesperación, ansiedad y desesperanza. En la ausencia de esperanza, por negación o distorsión de la pérdida, puede ocurrir la depresión o la melancolía (STUART, 2001).

La depresión puede ser un síntoma, un síndrome o una enfermedad. Se caracteriza como un disturbio patológico que implica en la pérdida de interés o placer, disturbios en el sueño o apetito, retardo motor, sentimientos de inutilidad y culpa, disturbios cognitivos, disminución de la energía y pensamientos de muerte (KAPLAN; SODOCK, 1997).

Para Freck *et al.* (2002), síntomas depresivos están inversamente relacionados a síntomas subjetivos de bienestar y salud. Individuos con mayor intensidad de síntomas depresivos, tienen un mayor compromiso de la puesta en marcha físico y psicológico, además, evalúan su calidad de vida peor. Igualmente, algunos autores muestran que la incidencia de enfermedad coronariana es mayor entre los deprimidos, así como entre los pacientes con complicación coronaria hay una gran prevalecía de depresión (SILVA HIJO, 1999).

2.2.1.1 El Estrés

Estrés es la reacción fisiológica o psicológica respecto a una demanda determinada. Samulski *et al.* (2002) se refiere al estrés como una consecuencia o un producto que se origina de la integración entre el hombre, con todos sus aspectos psicosociales y el medio donde éste está insertado.

En general, el estrés corresponde a todas las maneras de adaptaciones orgánicas tanto físicas como psicológicas relacionadas al individuo y al medio (BERNIK, 1997). Esas adaptaciones nada más son que respuestas a estímulos externos, que buscan la recuperación de la homeostasis, es decir, del equilibrio entre el individuo y el medio (NAHAS, 2001).

Para Coccetrone (2003), el estrés es una preparación fisiológica para algo que confunde, genera miedo a la persona, lo que hace el cuerpo prepararse para luchar o huir de la situación. Algunos estímulos externos pueden constar como una de las principales causas de estrés del hombre de los siglos XX y XXI. De entre ellos, se puede citar factores socioambientales como: superpoblación; paro; falta de espacio; pobreza urbana; deterioro educacional; servicios de salud inadecuados; criminalidad; discriminación racial; atracos; corrupción; fragmentación de la familia; drogas; conflictos familiares y entre vecinos; prostitución infantil; factores ambientales (contaminación, deforestación...) (BARRETO, 2001).

Sin embargo, la simple presencia de estímulos estresores no desencadena reacciones de estrés. Para que estas reacciones ocurran, es necesario que haya procesos intermediarios y subjetivos (SAMULSKI *et al.*, 2002). La forma con que el estrés puede manifestarse va a depender de la manera con que el organismo responde al estímulo, incluyendo ahí las características individuales y la importancia que la propia persona da a este estímulo (NAHAS, 2001). Según Samulski *et al.* (2002), las personas dan una importancia personal a los estímulos del medio. El grado de importancia de una situación dependerá del estado psicológico actual de la persona de del nivel de motivación de la misma.

De acuerdo con Lipp (1994), no es el acontecimiento en sí que nos molesta, pero la forma que éste es interpretado o la realidad vivida de momento. Aun así, existe un conjunto de actitudes de la persona en relación a la vida, que van a definir la forma en la cual la misma encara el estrés. En este conjunto pueden encuadrarse dos factores como la tolerancia y la flexibilidad a cambios, el envolvimiento de manera excesiva con el trabajo y la costumbre de controlar todos los acontecimientos.

O sea, los factores internos que van a ayudar a determinar el nivel de estrés de acuerdo con la forma con que la persona reacciona con lo mismo. No siempre los peligros o las amenazas son reales, muchas veces, el imaginario de la persona cría una situación peligrosa o amenazadora. Sin embargo, aunque el peligro sea real o imaginario, la persona siempre es puesta en estado de alerta, lo que provocará los síntomas del estrés.

Según Lipp (1994), en la mayoría de los casos el estrés es imaginario, pero las consecuencias fisiológicas o psicológicas pueden ser prejudiciales al individuo. Eso acontece debido al hecho de la persona pensar de manera constante en un peligro inexistente que el organismo encara de manera real y provoca reacciones de estrés, que puede incluso disminuir, la resistencia a las enfermedades.

Sin embargo, el estrés no es algo necesariamente malo o que deba ser evitado. El estrés también puede ser un estímulo de adaptaciones positivas al organismo. Una vez que el ser humano necesita de equilibrio, necesita también de estímulos capaces de asegurar la buena puesta en marcha de órganos como pulmón, corazón, sistema nervioso y cerebro (NIEMAN, 1999). Para Andrade (2001), no es sólo el alto nivel de exigencia que puede estresar. El estrés puede ser encarado como una reacción temporal (y necesaria) a un estímulo. El problema acontece cuando el estrés se vuelve constante, lo que puede generar daños a todo el organismo.

Muchas veces pequeñas dosis de estrés, es decir, bajos niveles de estrés pueden causar adaptaciones al cuerpo. El estrés bajo forma de exigencia temporal pone el organismo en elevada capacidad de rendimiento. Por lo tanto, para el estrés ser percibido como bueno o malo, depende de varios factores individuales como el tipo de personalidad. Según el autor Weineck (2003), las personalidades pueden ser divididas en tres categorías:

- Personalidad tipo A: Generalmente son personas controladoras y ambiciosas, que viven en constante lucha para alcanzar un número indeterminado de objetivos en un corto espacio de tiempo. Esas personas acaban cediendo tiempo de su ocio y su vida personal debido al gran compromiso con el trabajo. Su comportamiento competitivo las vuelve impacientes, agresivas, agitadas y además, posean grandes probabilidades de sufrir infarto agudo en el miocardio.

- Personalidad del tipo B: Es caracterizada por personas que consiguen sus objetivos vitales, manteniendo un bajo nivel de estrés y una gran contribución a la salud.

- Personalidad tipo C: Son personas con características intermediarías la personalidad A y B. Poseen un nivel intermedio de estrés y alto de inseguridad social, pudiendo presentar alteraciones funcionales de circulación.

La ansiedad es vista como una emoción típica del estrés que ocurre cuando una persona está delante de un evento realmente estresante o amenazador de su integridad física o psicológica. Así como el estrés, la ansiedad puede ser definida como una disposición o uno trazo estable de la personalidad (ansiedad de trazo) o puede todavía ser entendida como sentimientos subjetivos percibidos como inadecuados, que provocan una variación temporal e inestable en el organismo (ansiedad de estado). Tanto los motivos personales como la ansiedad de estado dependen de una serie de factores objetivos y de la interpretación subjetiva de esos factores. Entre las condiciones objetivas están: la persona, la tarea a ser realizada y el medio. Ya, entre los motivos personales están: la ansiedad de trazo, capacidad del control del estrés y de la propia ansiedad (SAMULSKI *et al.*, 2002). Sin embargo, incluso siendo una herencia biológica, la ansiedad puede ser aprendida o condicionada por el propio individuo (BARRETO, 2003).

2.2.2 El beneficio de la actividad física en la calidad de vida

Se considera actividad física cualquier movimiento corporal que envuelva la musculatura esquelética, causando acción voluntaria y resulte en gasto energético sobre los niveles en reposo (NAHAS, 20001). O según Weineck (2003), cualquier forma básica de moverse puede ser considerada actividad física incluyendo actividades diarias como vestirse, tomar baño, cepillar los dientes entre otras del cotidiano.

Con la facilitación de las tareas diarias a través de utensilios modernos introducidos en el cotidiano de la población, las personas se han vuelto cada vez más inactivas. Actualmente, la vida urbana está siendo asociada a cambios de comportamiento para una vida menos activa y a una dieta menos equilibrada y rica en grasas (JENOVEZ *et al.*, 2003).

En la Edad de la Piedra, era normal que el hombre recorriese de 20 a 40 km diarios, pues su alimentación diaria dependía de la caza y de la cosecha. Hoy, con la facilidad de obtención de alimentos, aliados a la comodidad de los medios de transporte, las personas llegan a caminar menos de 2 km al día. Aliado a esta comodidad, en un periodo reciente de 100 años, debido a la Revolución Industrial, la cantidad de energías consumidas a diario disminuyó del 90% para menos del 1%, lo que ocasionó las dichas enfermedades hipotéticas del mundo moderno, representadas por un estilo de vida pobre en movimiento y comportamiento pasivo en el tiempo libre (televisión, ordenador...) (WEINECK, 2003).

En ese contexto, es fácil percibir que el cuerpo humano es hecho para moverse. Si todas las partes del cuerpo fuesen utilizadas con tareas en las cuales están acostumbradas (o deberían ser usadas), las personas estarían menos sujetas a enfermedades y al envejecimiento precoz (NAHAS, 2001).

El factor envejecimiento aliado la disminución de la actividad física, o a una debilidad en el estado de salud, causa un aumento en la necesidad de que las personas reciban ayuda en los quehaceres elementales: vestirse, andar, ir al servicio entre otros, como la ayuda en el mantenimiento de las actividades domésticas (WEINECK, 2003).

Para Nahas (2001), individuos que poseen una vida físicamente activa prolongan su vida productiva y reducen los costes para la salud pública. La actividad física es una poderosa arma que puede ser utilizada tanto como un instrumento de promoción de la salud como terapéutico en el tratamiento de varias enfermedades (BRACCO *et al.*, 2000). Además, el nivel de actividad física retrasa (o evita) el inicio de enfermedades coronarias, aumenta la tolerancia a la glucosa y reduce la tensión (POWERS, 1997).

2.2.2.1 El Sedentarismo

La falta de actividad física es un fenómeno típico de los países industrializados. Debido al desarrollo tecnológico, se nota que cada vez más hay una reducción en la actividad motora general, lo que causa la inutilización de varios órganos del cuerpo. Weineck (2003), afirma que el sedentarismo ocurre cuando el nivel de exigencia muscular se encuentra abajo de un determinado umbral de estimulación por un largo periodo, es decir, cuando los músculos son poco estimulados.

Para Nahas (2001), un individuo sedentario es aquella persona que tiene una vida con menos actividad física posible y, con un gasto energético, incluyendo ocio, trabajo y actividades domésticas, inferior al 500 Kcal. a la semana. Estudios longitudinales muestran una gran reducción en el nivel de actividad física, sobre todo en áreas urbanas y modernizadas. Asimismo, existen algunas barreras que impiden la práctica de actividades físicas, a ejemplo de las obligaciones familiares y condiciones climáticas. En una investigación se demostró que la falta de tiempo es la principal barrera para realización de ejercicios en la mayoría de los entrevistados. Otros factores frecuentemente citados fueron: falta de ganas, falta de recursos, de oportunidad y de acceso, siendo éstos también diferenciados de acuerdo con el nivel socioeconómico (OLIVEIRA *et al.,* 2000).

El sedentarismo se manifiesta fisiológicamente cuando ocurren cambios de función o actividad. Esto hace con que el organismo y los órganos se adapten aisladamente a estas modificaciones. La falta de esfuerzos y de estímulos de entrenamiento físico puede producir una atrofia muscular, o en órganos como corazón y pulmón (WEINECK, 2003). Según Cobin y Lindey (1994 apud NUNOMOURA 1998), las personas no se vuelven sedentarias del día a la noche, así como las que son sedentarias no se vuelven activas de un golpe; las personas progresan para frente o atrás a través de una serie de prácticas de cambios. Sin embargo, haciendo sólo algunos cambios en la vida diaria este cuadro ya puede ser modificado, de acuerdo con Powers (1997) en individuos previamente sedentarios, pequeñas alteraciones de la actividad física acarrean grandes beneficios para salud.

2.2.2.2 Adhesión a la actividad física

La actividad física es un comportamiento complejo que depende de variables sociales, cognitivas y ambientales para que se vuelva un hábito de la población (BRACCO *et al.*, 2000). Aunque la mayoría revele que el proceso de adhesión al ejercicio como un proceso de "todo o nada", el ejercicio es un proceso del comportamiento complejo, envolviendo adopción, manutención, desconexión y instaurada de la actividad (NUNOMOURA, 1998).

Thirlaway y Benton (1992 apud Alvaro *et al.*, 2001), citan que la renuncia o la permanencia en la actividad física parece depender no solamente de la acción benéfica de la actividad sobre la puesta en marcha del cuerpo, sino también de la dimensión social presente en ella. Prácticas de la vida como el compromiso con la familia y desconexión de los hijos pueden ser factores importantes en la decisión de mantener el cese a la actividad física. Las razones más comunes para la desconexión de la actividad física son la falta de tiempo y la inconveniencia, precedido de un histórico de inactividad y/o bajos niveles de capacidad motora y física o tolerancia al ejercicio (Nunomoura, 1998).

2.2.3 Cuestionario de Calidad de Vida (MLHF)

El *Minnessota Living with Heart Failure Questionnaire* (MLHF) es un cuestionario que tiene por objetivo verificar la percepción de los efectos de la enfermedad cardiaca y su tratamiento en su vida cotidiana. Posee 21 ítems respecto de cuestiones relacionadas a la salud, al físico, al nivel socioeconómico y al lado psicológico. Estos ítems son fundamentados en cuestiones que demuestran variables frecuentemente citadas por los pacientes. El MLHF fue elaborado y validado con el lenguaje original en inglés para Estados Unidos por Thomas S. Hector, Joy N. Cohn y Spencer H. Kubo (MIDDEL *et al.*, 2001).

En Brasil fue traducido y validado en la tesis de Dirceu Carrada en 1986, siendo que éste también se ha utilizado en varios países tales como Croacia, Hungría, Canadá, Australia entre otros. En Alemania, el cuestionario de calidad de vida *Minnessota Living with Heart Failure Questionnarie* fue utilizado para comprobar su validez en pacientes con insuficiencia cardiaca crónica. Ese instrumento fue traducido y revisado por un comité, su versión germánica fue comprobada en 114 pacientes y la validez del cuestionario fue comparada con los apuntales del *New York Heart Association* (QUITTAN *et al.*, 2001).

En Grecia el *Minnessota*, entre otros cuestionarios que evaluaron depresión y ansiedad, fue utilizado en un estudio que empleo 26 hombres participantes de un programa de rehabilitación cardiaca, con edad variando entre 52.5 años. El objetivo fue evaluar los efectos fisiológicos y psicosociales de la rehabilitación cardiaca. Según el autor, hubo una significativa mejora en las variables de depresión y ansiedad que pueden estar asociadas a las mejoras en la calidad de vida en estos pacientes (KOUKOUV *et al.*, 2004).

En el estado de Filadelfia, un estudio utilizó simultáneamente las versiones inglesa e hispánica del *Minnessota* para verificar los cambios relacionados a calidad de vida en pacientes post-quirúrgicos en hispánicos (quienes son una minoría étnica en Estados Unidos) y no hispánicos. En este estudio, que fue realizado en un periodo de seis meses, ambos los grupos tuvieron mejoras en relación a la calidad de vida, sin embargo, los hispánicos obtuvieron mejoras más significativas, (RIEGEL, 2003).

Otra investigación realizada en Estados Unidos utilizó este cuestionario para relacionar la disminución de los niveles de calidad de vida en decurso de la enfermedad cardiaca. Con una muestra de 223 pacientes, fue concluido que la dificultad más común era iniciar y mantener el sueño. Además, un 21% de los entrevistados sentía sueño por el día, concluyendo así que estas personas poseen una calidad de vida más baja cuando relacionadas a aquéllas que no poseen problemas con el sueño (BROSTROMETD, 2004).

Sin embargo, un estudio con el objetivo de evaluar cualitativamente la validez del *Minnnessota,* 31 pacientes que poseían Insuficiencia Cardiaca Crónica que fueron entrevistados dos o tres veces en un periodo de dos años, demostró que la mayoría no leía de forma adecuada a las instrucciones iniciales y acababan interpretando de manera inadecuada las cuestiones. Además, algunos ítems no se aplicaban a la circunstancia actual de su enfermedad, sugiriendo que los ítems de ese cuestionario deben ser analizados de manera aislada y no el cuestionario como un todo (HAK *et al.,* 2004). Otro estudio que buscó demostrar la sensibilidad del cuestionario a los diferentes periodos de la enfermedad y de las variaciones de intensidad de intervención médica tras seis meses de estudio en un grupo de 1136 pacientes, demostró que éste es más aplicable cuando las diferencias de síntomas son grandes y no sutiles (RIEGEL *et al.,* 2002).

2.3 *Enfermedad Cardiovascular*

En todo el mundo, hubo un aumento significativo de enfermedades cardiacas, sobre todo en países industrializados. Durante el siglo XX, éstas se volvieron la principal causa de muerte entre adultos con más de 35 años, se destacan entre sus principales razones un estilo de vida más sedentario, dieta rica en grasa y niveles elevados de estrés (NAHAS, 2001).

El término genérico Enfermedades Cardiacas o Cardiovasculares incluye las Coronariopatias, la Hipertensión, los Accidentes Cerebrovasculares (AVCs) la Insuficiencia Cardiaca Congestiva (ICC), las Valvulopatias, y la Cardiopatía Reumática (POLLLOCK; WILMORE, 1993). Entre esas patologías, la Enfermedad Arterial Coronariana se destaca por ser la principal causa de muerte entre las personas en la mayoría de los países. Además, la enfermedad Arterial Coronariana impone una gran sobrecarga a la salud y a los sistemas de salud de la mayoría de los países industrializados y es la principal causa de muerte en Canadá, donde más de un 50% de las muertes son provocadas por ella (BROWN *et al.*, 2003).

Se estima que aproximadamente uno de cada cuatro norteamericanos convive con alguna forma de enfermedad cardiovascular. De acuerdo con recientes estadísticas, cerca de 1,5 millones y 140 mil americanos por año son víctimas de infarto en el miocardio y derrame cerebral, respectivamente, cerca de un tercio de éstos muere de ataque cardíaco, siendo el derrame la principal causa de muerte en Estados Unidos (NIEMAN, 1999).

La enfermedad Arterial Periférica alcanza cerca de un 20% de las personas mayores, debido la falta de circulación causada por la placa aterosclerótica, con esto, las personas sólo consiguen andar cortas distancias pues presentan fuertes dolores en las piernas (NIEMAN, 1999). Los hábitos y el estilo de vida poseen un gran efecto sobre la enfermedad coronariana, se cree que un 90% de las enfermedades coronarianas podrían ser prevenidas caso los factores de riesgos fuesen controlados con un estilo de vida más sano (NIEMAN, 1999).

En Brasil, a pesar de haber ocurrido una gran caída en el índice de óbitos por enfermedades parasitarias e infecciosas a partir de la década de 30, hubo un gran aumento de óbitos causados por enfermedades cardiovasculares, cerca de un 208%, siendo que en la década de 80, ese coeficiente aumentó el 13,3% pasando al 34% en la década de 90 (MINISTERIO DE LA SALUD, 1993).

Según Mathias *et al.* (2004), fue realizada una investigación en un municipio de la región Sur de Brasil donde quedó constatado que en los últimos veinte años, la mortalidad causada por enfermedades cerebro vasculares y enfermedad isquémica del corazón disminuyeron el 42,5% y el 34,4% respectivamente. En contrapartida, la mortalidad por hipertensión pasó del 2,1% al 4,6%, teniendo así un aumento del 119%. Entre las enfermedades cerebrovasculares y enfermedad isquémica, la caída en la estimativa del riesgo de muerte fue menor para las mujeres y otras formas de enfermedades en el corazón fueron menores para los hombres. La mortalidad debido la hipertensión aumentó cerca de un 119% para los dos sexos, sin embargo, para el sexo femenino ocurrieron importantes variaciones. Hasta 1992, esa mortalidad era proporcional en ambos los sexos, sin embargo hubo una plusvalía del 160% en el sexo femenino contra el 90% en el sexo masculino haciendo con que hoy, la relación en total de número de óbitos por hipertensión se volviese un 5,2 % en las mujeres y un 4,2% en los hombres.

2.3.1 La Patología

La coronariopatia es la principal causa de muerte por enfermedad cardiovascular (ataques cardiacos). La ateroesclerosis es un factor precedente en un 85% de los casos de enfermedades cardiovasculares. Las coronariopatias ocurren cuando hay obstrucción de uno o más tiestos coronarianos debido a la placa aterosclerótica (placa de grasa). A medida en que las arterias coronarianas se van volviendo más estenosas y endurecidas, empieza a desarrollar un desequilibrio entre la demanda y el aporte de oxígeno (POLLOCK; WILMORE, 1993).

La patología de hecho se inicia por la lesión de la pared de los tiestos arteriales debido a niveles elevados de colesterol, hipertensión, tabaquismo o las lipoproteínas oxidadas. Esas lesiones son revestidas por monócitos (células blancas de defensa) que al se transformaren en macrófagos, fagocitan las lipoproteínas de baja intensidad (LDL). Éstas a su vez, estimulan la producción de colágeno, estrechando cada vez más la arteria. Con eso, frecuentemente ocurre la formación de un coágulo sanguíneo, lo que es la causa del infarto en el miocardio, o el popular ataque cardíaco. Además, la ateroesclerosis puede bloquear los vasos sanguíneos cerebrales acarreando un derrame cerebral o bloquear uno de los miembros inferiores causando la enfermedad arterial periférica (NIEMAN, 1999).

Cuando el flujo sanguíneo coronariano es incapaz de satisfacer las demandas de oxígeno impuestas por el miocardio, el individuo típicamente siente una presión en el pecho, que muchas veces irradia para el cuello, lo que causa una incomodidad torácico conocido como Angina Pectoris. La Angina pectores o angina en el pecho es resultante de una isquemia localizada, decurrente de la ausencia de flujo sanguíneo adecuado en aquella región del miocardio situada además de la estenosis coronariana (estrechamiento del tiesto). La gravedad del problema está cuando un coágulo sanguíneo se aloja en esta área, causando un infarto en el miocardio (IMA) o ataque cardíaco (POLLOCK; WILMORE, 1993).

2.3.2 Factores de riesgo

Los factores de riesgo pueden ser divididos en primarios y secundarios. Primario es cuando un factor aumenta directamente el riesgo de la enfermedad coronaria y secundario sólo es un factor de riesgo de la enfermedad si ya hubiere un factor de riesgo primario. Los factores primarios pueden ser divididos en los que no pueden ser modificados como la edad, el sexo y la hereditariedad y, los que pueden ser modificados como el tabaquismo, el colesterol sérico elevado, la hipertensión arterial y la inactividad física. Ya entre los factores secundarios estarían la diabetes, la obesidad y el estrés.

Aun así, el *American College of Sport Medicine* había apuntado la diabetes y una de las sub fracciones del colesterol (lipoproteína reactiva) como factores de riesgo adicionales relacionados a la enfermedad coronariana (POWERS; HOWLEY, 2000). Hennekens (1998) apunta que una evolución en los índices de enfermedad arterial periférica entre mujeres y jóvenes, trajo a tona nuevos factores potenciales para el riesgo de enfermedades cardiacas, tales como el fibrinogenio plasmático, la homocisteina, la lipoproteína, la proteína reactiva entre otros.

Los hipertensos desarrollan la enfermedad cardiovascular en una proporción tres veces mayor que los normo tensos. La enfermedad Arterial Coronariana es la más frecuente secuela de la hipertensión arterial y contribuye para la manifestación clínica de la coronariopatia, incluyendo el Infarto Agudo en el Miocardio, la angina en el pecho y la muerte súbita (DUARTE; ALFIERI, 1993). La mortalidad por hipertensión aumenta con la edad alcanzando 100 o más veces la población con edad entre 65 y 74 años en relación a la población que tiene entre 25 y 34 años (LAURENTI; BUCHALA, 2001).

Sin embargo, la hipertensión generalmente no ocurre aisladamente. La mayoría de los hipertensos presenta otros tipos de anormalidades como la obesidad (por regla general la abdominal), resistencia a la insulina, la dislipidemía (niveles anormales de triglicéridos). La coexistencia de los factores hipertensión, dislipidemia y resistencia a la insulina, irán a determinar el Síndrome Metabólica Cardiovascular (POWELL *et al.*, 1987).

Siendo así, los factores de riesgo como colesterol elevado, tabaquismo e hipertensión interactúan entre sí. En un conocido estudio realizado por Framingham y utilizado posteriormente por Kannel (1990), fue observado que el aumento del consumo de cigarrillos diarios, el aumento del nivel de colesterol y la hipertensión no controlada, estaban directamente relacionados al aumento de la Enfermedad Coronariana. Todavía fue observado que la eliminación de algún de esos factores acarrea en la reducción del riesgo de la enfermedad, por ello es más importante que la persona deje de fumar a estar ingiriendo cualquier droga antihipertensiva.

A pesar de haber discusiones respecto de las grandes contribuciones de los medicamentos antihipertensivos, *el Minnessota Heart Survey* dice que el uso de medicamentos explica sólo parte de la caída de la tensión, teniendo así, un pequeño efecto en la caída de las tasas de mortalidad por enfermedades cerebrovascular (JACOBS *et al.*, 1992).

Algunos críticos argumentan que personas activas podrían presentar un menor riesgo de enfermedades cardiacas porque éstas también tienden a alimentarse de una manera más saludable, generalmente son más delgadas, poseen una cantidad menor de triglicéridos sanguíneos y colesterol, además de la presión sanguínea más baja. Aun así, relativamente pocas personas activas fuman, son más bien informadas pudiendo poseer mejor base hereditaria que los individuos sedentarios, además de relatar menores índices de ansiedad y depresión (NIEMAN, 1999).

2.3.3 Enfermedad Coronariana en las mujeres

Debido a la revolución industrial, las mujeres pasaron a adoptar estilos de vida semejante al de los hombres. Entre otras consecuencias de este hecho, las mujeres se volvieron más expuestas al estrés, adoptaron hábitos como el tabaquismo y el alcohol llevando a una pérdida de la protección inicial que el cuerpo tenía en relación a estos hábitos y todavía, a un aumento de las enfermedades coronarianas, sobre todo en los períodos pre menopausia (SOUZA *et al.*, 2000).

Según *American Heart Association,* la coronariopatía es la principal causa de muerte en Estados Unidos, siendo que ésta es la causa de muerte de un 49% de los hombres y un 32% de las mujeres con más de cuarenta años. A medida que las mujeres envejecen, este porcentaje aumenta, casi alcanzando el porcentaje masculino (SGARBOSSA, 2002).

Aun así, en los últimos 50 años una serie de estudios fue despendida en el combate y prevención de la ateroesclerosis. Con eso, puede ser constatado que a pesar de la caída en la prevalecía y en las complicaciones del género masculino, hubo un significativo aumento en el grupo femenino y en los jóvenes, posiblemente por éstos sean considerados grupos de bajo riesgo por ellos y recibir menos cuidados (SOUZA *et al.*, 2000).

En la prevención de enfermedades cardiovasculares en las mujeres se destacan los factores de riesgos tradicionales con efectos distintos en los mecanismos de muerte súbita. Diferentes situaciones hormonales que la mujer sufre a lo largo de la vida como la menopausia, que es una fase que separa las mujeres de franja de edad más jóvenes y las de mayor franja de edad, genera inestabilidad en la placa arteriosclerótica (BURKE *et al.*, 1998).

Souza *et al.* (2000) afirma que algunos estudios están siendo hechos alrededor de la reposición hormonal con estrógenos puros o combinados a la progesterona, demuestran que sería posible haber una mejora en el perfil metabólico de las lipoproteínas promoviendo, así, protección del corazón. Otros autores defienden que el ejercicio físico por sí sólo sería un fuerte aliado contra la enfermedad coronariana en mujeres.

Nieman (1999) apunta un estudio realizado en la Universidad de Washington, en el cual demuestra que el riesgo de ataque cardíaco disminuye un 50% en mujeres premenopausia que realizan actividad física 3 a 4 veces a la semana alrededor de 30 a 45 minutos. Otro estudio, apuntado por este mismo autor, realizado en la *Brown University School of Medicine*, muestra que mujeres activas poseen menos de la mitad del riesgo de poseer enfermedades coronarianas que las sedentarias.

2.3.4 Actividad sexual tras infarto agudo en el miocardio

Tras el Infarto Agudo en el Miocardio, el paciente puede presentar disminución o ausencia de libido, o entonces el paciente puede recuperar la libido y evitar el compañero; o todavía eyaculación precoz o tardía en el hombre. Tales condiciones se dan debido al miedo del paciente o del propio compañero de precipitar nuevos eventos cardiacos, depresión y al uso de medicamentos.

La frecuencia cardiaca promedio durante la relación sexual es de 120bpm; pudiendo variar de acuerdo con el ambiente (familiar o no familiar); o aumentar después de una comida o consumo de alcohol. Para el inicio de la actividad sexual tras el evento, es ideal que haya un previo test de esfuerzo, liberando para las actividades sexuales de 6 a 8 semanas tras el infarto, además debe reducirse el trabajo cardiaco durante la relación sexual (adoptar posiciones más relajantes, intentar no aumentar el trabajo isométrico como superposición). O todavía, investigar la presencia de angina, disnea prolongada, fatiga excesiva, taquicardia que persista más de 10 minutos. El sedentarismo, la isquemia esfuerzo-inducida y disfunción ventricular izquierda pueden aumentar el tiempo de abstinencia sexual (FRANKLIN *et al.,* 1989).

2.3.5 Influencia de la Actividad Física en el Aparato Cardiovascular

En individuos entrenados, el corazón bombea más sangre a cada pulsación, esto es, posee un mayor volumen sistólico, resultando en un corazón mayor y más fuerte, con mayor auxilio de sangre y oxígeno, arterias coronarianas con mayor capacidad de expansión, más anchas y menos rígidas en la ancianidad (NIEMAN, 1999). Con el aumento de la capacidad física, el metabolismo utiliza menos oxígeno durante las actividades habituales, haciendo así con que haya una reducción en los síntomas de disnea, fatiga y percepción de esfuerzo (SQUIRES, 1991).

El ejercicio físico promueve la disminución de los síntomas de insuficiencia cardiaca congestiva en pacientes con disfunción sistólica del ventrículo izquierdo, de la angina y mejora la isquemia por medidas clínicas, electrocardiográficas (WENGER, 1995). Además, cuando aliado a un consejo nutricional promueve una mejoría en el perfil lipídico. En estudios controlados demuestran mejora en el colesterol total, HDL, LDL colesterol y triglicéridos (SOUZA *et al.*, 2000).

Según Nieman, un estudio realizado en Alemania respecto de los efectos del ejercicio en la regresión ateroesclerosis coronariana, pacientes coronariopatas habían sido distribuidos entre el grupo que practica ejercicios regulares y el grupo que recibía los cuidados usuales. Tras un año, se percibió que dentro del grupo que practica ejercicios regulares hubo una regresión de un 28% mientras los que no practicaban, 10%, concluyendo así que la regresión de la enfermedad coronariana es posible entre pacientes que despenden 2.200 calorías en ejercicios divididos a lo largo de la semana (NIEMAN, 1999).

Una clásica publicación fue la de los conductores de autobús de Londres, en 1953. De acuerdo con los autores Morris *et al.* (1953), los conductores de autobús, cuya función era quedarse sentado conduciendo, presentaban un mayor riesgo de enfermedad coronariana que los cobradores, pues estos, se movían entre los dos pisos recogiendo las notas de los pasajes.

En 1970, Brair utilizó test con cinta rodadora para medir la aptitud cardiorrespiratoria en un grupo mixto de hombres y mujeres. En este estudio, fue observado que el riesgo de enfermedad cardiovascular es hasta ocho veces superior en personas no entrenadas en relación con las entrenadas (BRAIR, 1995). En el mismo año, Paffenbarger demostró que la población costera de San Francisco que era poco activa en su cotidiano presentaba un mayor riesgo de enfermedad coronariana que sus colegas que poseían un trabajo que solicitaba más físicamente. En 1978, este mismo investigador se utilizó de relatos de universitarios y verificó que aquellos que eran más sedentarios, también poseían mayor probabilidad de presentar enfermedades coronarianas (PAFFENBARGER, 1994).

En el año de 1987, fue probado a través de una revisión bibliográfica de acuerdo con criterios de consistencia y causalidad, que individuos sedentarios tienen el doble de oportunidad de presentar la enfermedad arterial que los activos. Esta revisión todavía apunta que la enfermedad coronariana era precedida de bajo nivel de actividad física, siendo así, cuanto más actividad física menor el riesgo para la enfermedad. Tal asociación se debe al hecho que la actividad física mejora la tolerancia a glucosa, aumenta la fribrinólise y consecuentemente, reduce la tensión (POWELL *et al.*, 1987).

Es importante recordar que los ancianos presentan la misma entrenabilidad que los pacientes jóvenes, el ejercicio físico puede extender la vida útil cuando practicado al menos de 15 a 16ml.[1] de Oxígeno, y a través del ejercicio, se estima que el tiempo de vida útil puede extenderse de 8 a 14 años (FRANKLIN *et al.*, 1989).

2.4 *Rehabilitación Cardiaca*

Los programas de rehabilitación cardiaca iniciaron a partir de la década de 50 en respuesta al aumento epidémico de las enfermedades cardiacas. Entre los pacientes que estaban inscritos en los programas, incluían portadores de coronariopatías, los que habían sufrido infarto en el miocardio y pacientes quirúrgicos. Los programas de rehabilitación cardiaca generalmente enfatizan los cambios en el estilo de vida, la optimización medicamentosa y el asesoramiento para convivir mejor con la enfermedad (NIEMAN, 1999).

El Ejercicio Físico tiene su papel definido en la prevención primaria y secundaria, siendo abordado como un factor 'terapéutico cardiovascular'. Según la Organización Mundial de la Salud (OMS), la Rehabilitación Cardiaca puede ser definida como *"la suma de las actividades requeridas para garantizar al paciente mejor condición física, mental y social, entonces él puede reasumir y mantener un lugar tan normal cuanto posible dentro de la sociedad"* (WHO, 1993).

El objetivo principal de los programas de rehabilitación es amenizar los efectos fisiológicos y psicológicos de las enfermedades cardiacas, reducir los riesgos de muerte súbita o un nuevo evento cardiaco, controlar los síntomas cardiacos, estabilizar o revertir el proceso aterosclerótico, además de promover una mejora en la autoestima y en la vida social de los pacientes (SOUZA *et al.*, 2000).

Aun así, a través de la prevención secundaria es posible que haya el tratamiento de los factores de riesgo tales como presión sanguínea, nivel de azúcar en la sangre, triglicéridos, nivel de actividad física, entre otros factores que comprobadamente, influencian en la calidad de vida de los pacientes y disminuyen el riesgo de mortalidad y morbilidad de los mismos (STONE *et al.* 2001).

Estudios demuestran que pacientes cardiacos que se ejercitan regularmente mejoran su condicionamiento aeróbico y consecuentemente su capacidad cardiaca. El VO^2 máximo aumenta cerca de un 20% y los síntomas anginosos desaparecen, o llevan más tiempo para manifestarse en determinadas cargas de ejercicio (NIEMAN, 1999). Los programas de rehabilitación cardiaca son constituidos por sesiones de entrenamiento con duración alrededor de cuarenta minutos, por lo menos de tres veces a la semana, con la intensidad del 70% al 85% de la frecuencia cardiaca alcanzada durante el test de máximo esfuerzo. Los ejercicios con frecuencia cardiaca realizados entre el 50% y el 70% de la frecuencia cardiaca, también se amplían a pacientes coronarios con baja capacidad de ejercicio o sedentarios. La manutención del programa y el implemento con entrenamiento de resistencia (fuerza), promueven una gran mejoría en el tratamiento de coronariopatías estables cuando bien supervisadas (ROBLE, 2000).

Los programas pueden ser basados tan sólo en ejercicios o, en ejercicios aliados a intervenciones psicológicas y educacionales respecto de los factores de riesgo. En un estudio aleatorizado realizado en Canadá, fueron divididos dos grupos de pacientes, de ambos los sexos, entre los dos métodos de rehabilitación citados anteriormente. En este estudio, el programa que incluía tanto el ejercicio cuanto al apoyo psicológico tuvo efectos positivos en la reducción de la mortalidad. Sin embargo, en lo que dice respecto a mortalidad total, los programas basados sólo en ejercicios redujeron dentro de todas las causas de mortalidad un 27% y un 31% las muertes específicas por eventos cardiacos, mientras que el programa que incluía apoyo educacional y psicológico redujo un 13% y un 26% respectivamente, cuando comparados al tratamiento convencional (BROWN *et al.*, 2003).

Actualmente, en países desarrollados menos del 25% de los pacientes elegibles para rehabilitación participan de programas de entrenamiento en centros especializados. Tras la cirugía de revascularización, esos valores alcanzan del 25% al 50% de los casos. Además, entre los pacientes que participan del programa, entre en 25% y un 50% de los pacientes desisten en el medio del programa de entrenamiento y cerca de un 90% en un año (OLIVEIRA HIJO; SALVETTI, 2004).

Según la Sociedad Brasileña de cardiología, no son elegibles pacientes con VO^2 de pico menor o igual a 18.kg.ml[1] min. (5 METs), aparición de angina u otra manifestación clínica de isquemia del miocardio, en esta misma carga, infarto del miocardio extenso con fracción de eyección menor o igual al 35% en reposo, test prueba de esfuerzo con reducción de la fracción de eyección del 10% al esfuerzo, caída de la tensión sistólica en la prueba de esfuerzo, arritmia ventricular compleja, intervalo QT corregido mayor o igual a 440ms, antecedentes de parada cardiaca primaria, adherencia al ejercicio, obesidad importante, hipertensión refractaria y Diabetes Melitos descompensada. Cuando no existen contraindicaciones, son elegibles para la rehabilitación no supervisada pacientes estables, tras seis meses de entrenamiento, presentando conocimiento suficiente del entrenamiento anaerobio, temperamento y motivación suficiente para adherencia al entrenamiento (OLIVEIRA HIJO; SALVETTI, 2004).

En Brasil, la enfermedad Coronaria se manifiesta precozmente en relación a otros países, poniendo los brasileños como líderes de procedimientos invasivos, a contramano de incentivar un tratamiento preventivo o una rehabilitación cardiaca. (ROBLE, 2000). Para Carvalho (2000), el tratamiento de la enfermedad coronaria debe tener como base la adopción de un estilo de vida más activo, con hábitos alimentares saludables y control del estrés, pudiendo así, promover la regresión de la ateroesclerosis, mejorando inclusive el cuadro clínico. A pesar de que esos recursos sean suficientes para muchos pacientes, se debe recordar que existe una parcela de pacientes que poseen enfermedad de la arteria coronaria, que tiene la necesidad del uso de medicamentos para evitar complicaciones agudas.

En un estudio, que acompañó un programa de rehabilitación cardiaca durante un periodo de diez años, fue constatado que los pacientes activos presentaron mejora en la capacidad funcional en mayor intensidad que los pacientes sedentarios. Respecto al tiempo de esfuerzo, al VO^2 máx. y a los METs obtenidos, la diferencia entre los dos resultó estadísticamente ($p<0,05$). Durante los diez años de existencia de este tipo de programa, no se habían observado eventos coronarios agudos, arritmias ventriculares, paradas respiratorias, picos hipertensivos graves, o accidentes cerebrovasculares durante los ejercicios o en las horas que preceden a los mismos (SOUZA *et al.,* 2000).

En otro estudio, realizado en un periodo de ocho años con un grupo compuesto por 150 pacientes que recusaron hacer la operación de revascularización cardiaca formalmente indicada, fue constatado que no hubo mortalidad para los pacientes que tenían sólo un vaso sanguíneo comprometido y una mortalidad de 1,3% para los pacientes con tres vasos afectados. En el inicio del estudio, la mayoría de los pacientes poseían síntomas tales como angina estable (53%) y angina inestable (36%). Al fin del estudio, este porcentaje cambió para un 69% de los pacientes libres de angina, un 30% con angina estable y sólo un 1% con angina inestable. El número de nuevos infartos fue igual a 15 (10%) siendo 12 no fatales (HUEB *et al*., 1989).

Existen consistentes evidencias que a través de la Rehabilitación Cardiaca hay una mejora en la salud relacionada a la calidad de vida. Sin embargo, para que los pacientes obtengan beneficios para la salud durante toda la vida, hay que hacer con que estos mantengan ejercicio físico con un hábito riguroso, de la misma manera en que ellos toman sus antihipertensivos o medicamentos para el colesterol (BROWN *et al.,* 2003).

En el estudio presentado por Brown (2003) quedó demostrado que ambos los programas (sólo ejercicio y ejercicio físico aliado a clases de consejo psicológico) reducen los costes en el sistema de salud, particularmente, cuando los paciente mantienen los hábitos adquiridos en la rehabilitación a largo plazo.

2.4.1 Rehabilitación y Cambios en la Calidad de Vida

Existe un consenso que dice que la enfermedad coronaria llega de una forma silenciosa, casi siempre inesperada, cambiando la salud y de manera general, la vida del paciente. Esto porque ésa interrumpe las situaciones habituales de la vida, lo que requiere todo un cambio personal de comportamiento, donde la persona deberá adoptar nuevas acciones, creando así, un nuevo estilo de vida. Con eso, de una hora a otra, la persona se vuelve obligada a reordenar todos los papeles relacionados a su vida y salud y de alguna forma, reestructurar su identidad personal. Según Parsons, la experiencia de haber estado cerca de la muerte dá un nuevo significado y una nueva estructura a la vida (PARSONS, 1970).

Lukkarinen (1999) propuso un estudio a fin de describir el desarrollo de la enfermedad arterial coronaria en la perspectiva de los pacientes, en el comienzo de la enfermedad, durante el periodo que recibían mayores cuidados y un año después de estos cuidados. Los análisis relataron que existían dos tipos de pacientes los progresivos y permisivos, que habían alcanzado un mejor nivel de rehabilitación y los regresivos y no permisivos, que necesitan de un auxilio mejor para reordenar la vida.

En los pacientes progresivos, la enfermedad hizo con que alterasen valores de la vida. Según ellos, los antiguos valores materiales eran supervalorados en relación a los valores emocionales, relaciones interpersonales y la salud. Ese cambio de valores fue atribuido a nuevas situaciones de la vida envolviendo factores como mejor enfrentamiento del estrés y cambios en el nivel de actividad física, a través de una actitud más positiva delante de la vida y creación de nuevos *hobbies*. Los pacientes cambiaron el concepto de ellos propios, pues habían empezado a cuidar más de su salud física y mental (LUKKARINEN, 1999).

Los pacientes no permisivos, no fueron capaces de aceptar la nueva situación de vida, generalmente son personas pasivas, que se rebelan contra la enfermedad. Están siempre en la incertidumbre y esperando por las limitaciones del sistema de salud. No modificaron su dieta, los hábitos de salud incluyendo el hábito de fumar tras su enfermedad, pues la mayoría atribuye ésta a una tendencia genética y no admiten cambios en su vida (LUKKARINEN, 1999).

Los relevantes cambios en el estilo de vida causados por la Rehabilitación Cardiaca generalmente son poco citados. Evidencias indican que en Programas de Rehabilitación Cardiaca hay una mejoría en el perfil lipídico, en la tolerancia al ejercicio, disminución del número de cigarrillos fumados o término del hábito, mejora en el estado emocional, bienestar, reducción del estrés y uno de los síntomas cardiacos así como en la mortalidad.

En un estudio realizado en Ottawa, Canadá 126 (93 hombres y 33 mujeres) pacientes cardiacos fueron distribuidos entre los que frecuentaron el programa de rehabilitación por 3 meses o por 6 meses, evaluando los factores de riesgo relacionados a enfermedad coronaria (perfil lipídico, presión sanguínea, índice de masa corporal y nivel de actividad física) y las variables de calidad de vida a través de cuestionarios. Durante los 6 meses hubo mejoras tanto en los factores relacionados a calidad de vida cuanto los relacionados a los riesgos coronarios, con excepción al índice de masa corporal. Los cambios significativos de presión sanguínea, nivel de actividad física y HDL ocurrieron en su mayor parte en los tres primeros meses, mientras los cambios relacionados a la salud mental transcurrieron a lo largo de un tiempo mayor (MORRIM *et al.*, 2000)

En el estudio presentado por Oldridge (1997), los pacientes de la Rehabilitación Cardiaca presentaron un desarrollo de la capacidad funcional y de las variables de calidad de vida de manera más precoz y efectiva que los pacientes de un grupo control que no realizaba la Rehabilitación Cardiaca, sugiriendo que ésta promueve una alteración más significativa en la calidad de vida que la recuperación tradicional.

Ese cambio de comportamiento en relación al estilo de vida en pacientes coronarios puede ser medido a través de la evaluación de la autosuficiencia (evaluación de la capacidad de realizar las tareas de forma independiente). Además pacientes que no son o son poco autosuficientes tienen menos oportunidades de ser bien sucedidos en sus cambios en el estilo de vida. Eso porque poseen baja confianza en sí mismos y no tienen motivación para sobrepasar las barreras impuestas por el antiguo estilo de vida, a ejemplo de los factores culturales y sociales. Siendo así, los cambios personales de eses pacientes, deben venir con un auxilio de alguna persona próxima o un profesional de la confianza, además de usar como base el lado emocional e intelectual (BALADY *et al.*, 2003).

Estudios con rehabilitación multifactorial demuestran que un 17% a un 26% de los pacientes que ingresaron en el programa de rehabilitación paran de fumar y todavía apuntan que la rehabilitación, incluso siendo hecha sólo a través de ejercicios, conduce a una mejora en el estado psicológico y funcional, sobre todo en individuos con alto nivel de ansiedad (SOUZA *et al.*, 2000).

Otros estudios apuntan aún que ocurre mejora en el dominio de campos o área de influencia en el paciente y la mejora en la percepción de sí mismo por parte del paciente (WENGER, 1995). Duarte y Alfieri (1993), afirman que individuos sometidos a un programa de entrenamento físico parecen ser más creativos, autosuficientes, emocionalmente más maduros y realizados. Siendo así, la Rehabilitación Cardiaca tiene un papel importante en el retorno de los pacientes cardíacos a las actividades físicas y laborales habituales, lo que disminuí, inclusive, el coste económico a los pacientes y empresarios debido a las privaciones laborales innecesarias.

3 Estudo de caso

3.1 Objetivo Primario:

Verificar los efectos de un programa de ejercicio físico como medio terapéutico para el tratamiento de la Enfermedad Cardiaca, en lo concerniente a los aspectos físicos y psicológicos.

3. 2 Objetivos Secundarios:

✓ Determinar parámetros antropométricos de estos pacientes.

✓ Identificar el grado de aceptación del paciente con su imagen corporal.

✓ Verificar variables relacionadas con la calidad de vida de estos pacientes.

✓ Correlacionar índices de calidad de vida con la imagen corporal en pacientes cardiópatas coronarios.

4. Material y Métodos

4.1 Material

4.1.1 Material Humano

Este estudio, tras haber sido aprobado por el comité de ética de la Universidad del Estado de Santa Catarina (UDESC_ Brasil), fue realizado con los pacientes que participaban del programa de rehabilitación cardiaca de la UDESC por un periodo mínimo de un año.

Criterios de Inclusión:

- Pacientes portadores de Enfermedad Coronaria Arterial.
- Edades de 51 a 75años. Participantes del programa de rehabilitación cardiaca a través de actividad física por un año como mínimo.
- Sexo masculino.
- Que tengan riesgo bajo o intermedio para la enfermedad, según Amoretti & Brion (2000) y ACSM (2000), bajo riesgo es decir:

  ✓ Ausencia de antecedentes de infartos.
  ✓ Test de esfuerzo (sin tratamiento) permitiendo alcanzar Frecuencia Máxima Teórica de acuerdo con la Fórmula de Tanaka (208 – edad x 0.7), sin angina o isquemia (o isquemia moderada menor o igual la 2mm, que se manifiesta solamente a una Frecuencia Cardiaca > 80% de la Frecuencia Máxima Teórica).
  ✓ Corrección de la isquemia en los primeros 2 minutos de la recuperación después del esfuerzo.
  ✓ Ausencia de arritmia grave.
  ✓ Buena capacidad funcional (+ de 50 wats o cuarto nivel del protocolo de Bruce).

- Riesgo Intermedio, según Amoretti & Brion (2000) y ACSM (2000):

  ✓ Presentan una buena capacidad de esfuerzo en la mayoría de las veces, no siendo limitados por una angina. Sin embargo, presentan una reducción moderada en la función ventricular izquierda Fracción de Eyección (FE) (FE >50%), sea representada por una isquemia de esfuerzo moderada (o tardía con recuperación rápida), o sea por una arritmia en que los indicadores de la gravedad parecen ausentes.

Criterios de Exclusión Amoretti & Brion (2000); ACSM (2000):

- No estar en el rango de edad.
- Portadores de afecciones articulares u ortopédicas.
- Portadores de afecciones pulmonares.
- Angina inestable.
- Arritmias auriculares o ventriculares descontroladas o complejas.
- Diabetes descontroladas (glucosa sanguínea en reposo > 400mg/dl).
- Alteraciones en reposo del segmento ST.
- FE de reposo < 40%.
- Capacidad de esfuerzo <90 vatios (o segundo nivel del protocolo de Bruce).
- Isquemia (desviación de ST mayor o igual la 1 mm) o angina que se manifiesta la una FC menor o igual la 110 bpm.
- Isquemia persistente durante 3 minutos tras el esfuerzo.
- Baja tolerancia al esfuerzo (4 a 5 METS).
- Respuesta cardiaca inapropiada (FC máxima inferior a 120 bpm (sin medicación).

4.1.2 Material de Laboratorio y Otros

<u>Ubicación:</u>

La Sesión de ejercicio fue realizada en un ambiente suficientemente amplio, con una altura de 250 cm., iluminado y bien ventilado. Las condiciones climáticas ideales se situaron en una temperatura ambiente entre 22º y 25º Celsius y una humedad relativa del aire entre un 40% y un 65%. Ventiladores de techo o de pared y acondicionadores de aire fueron eventualmente utilizados para auxiliar en el control térmico del ambiente. Para efectos de capacidad de refrigeración del ambiente, se considera que cada individuo en ejercicio produce una cantidad de calor bastante alta, pudiendo alcanzar, dependiendo de la intensidad del ejercicio, valores correspondientes entre 2 y 12 individuos en reposo. Se contó con espacios propios para cambio de ropa, para uso de instalaciones sanitarias y para baño caliente de los pacientes.

<u>Indumentaria:</u>

Los pacientes utilizaron vestimenta apropiada para la realización de la sesión de ejercicio, compatible con la condición climática local. Camisetas holgadas y de manga corta facilitaron bastante la colocación de los manguitos para medida de la tensión y de los transmisores de los frecuencímetros. Bermudas, calzones y pantalones holgados facilitaron la realización de los ejercicios de flexibilidad. Los calzados deportivos son ítems importantes y contenían amortiguación con cámara de aire y se ajustaban no solamente a la forma y al tamaño del pie, sino sobre todo a las características de la pisada.

Equipamientos:

Los equipamientos de ejercicio pueden ser subdivididos de acuerdo con los diferentes tipos de ejercicios.

Los de ejercicios aeróbicos incluyeron los ciclos ergómetros y las caminatas en el pabellón polideportivo. Los ciclos ergómetros permitieron la lectura de la carga de trabajo en Vatios, dentro de una amplia y discriminada posibilidad de valores (por ejemplo, entre 0 y 200 vatios, variando de 5 en 5 Vatios).

Para los ejercicios de fortalecimiento muscular fueron utilizados cintas y elásticos de goma natural en diferentes grados de resistencia a la deformación, que fueron seleccionados de acuerdo con el movimiento deseado y las características clínicas del paciente. Además, también fueron utilizados pesos libres, revestidos por goma o poliamida, con carga entre 0,5 y 5 kg.

Para los ejercicios de flexibilidad, se utilizó elásticos, cuerdas y barrotes, pero sobre todo, el auto carga. Las colchonetas eran de densidad 30 Kg /m^3, constituidas por Polietileno, con anchura de 150x60cm y peso 176g. Para medir la frecuencia cardiaca se utilizó el monitor de Frecuencia Cardiaca de la marca "Polar", y para la tensión arterial fue utilizado Estetoscopio con esfigmomanómetro aneroide con medidas de 24 (veinticuatro) y 64 (sesenta y cuatro) milímetros de Hg.

4.1.3 Instrumentos de Evaluación:

1) Para evaluar la masa corporal, fue utilizado el índice de masa corporal (IMC), que es un valor obtenido por la división del peso en kilogramos por el cuadrado de la estatura en metros. Según la *World Health Organization* (WHO, 1998) se establece los siguientes límites de corte: bajo peso (IMC<18,5kg/m²), eutrofia (IMC 18,5-24,9kg/m²), sobrepeso (IMC>25kg/m²) y obesidad (IMC>30kg/m²).

2) Para evaluar las variables referentes a la calidad de vida fue utilizado el cuestionario *Minnesota Living With Heart Failure Questionnaire* (MLHFQ) que es un instrumento específico para la percepción de los efectos de la enfermedad cardiaca en la vida de los pacientes. Posee 21 ítems respecto a cuestiones relacionas a la salud, al físico, al socioeconómico y al lado psicológico; y con cuestiones que demuestran variables frecuentemente citadas por los pacientes. El cuestionario es una evaluación cuantitativa, en el cual cada pregunta se refiere a los diferentes modos que los individuos pueden ser afectados en diferentes intensidades. La respuesta puede ser graduada de 0 (no afectó) a 5 (afectó demasiado). La puntuación final se obtuvo a través de la suma de las 21 cuestiones. Los Síntomas Físicos, los ítems 2, 3, 4, 5, 6, 7, 12 y 13 son sumados individualmente. Para los síntomas Emocionales, los ítems 17, 18, 19, 20 y 21 deben ser sumados por separado (ANEXO A).

3) Para identificar el descontento de la muestra con la imagen corporal, fue aplicado el cuestionario que contiene las 18 figuras de silueta corporal de *Stunkard y Sorensen* (1993) (9 masculinas y 9 femeninas). En este, cada individuo de la muestra señaló con cuál silueta se identifica, y en cuál le gustaría estar. Para la evaluación de la satisfacción corporal, se substrae la apariencia corporal real de la apariencia corporal ideal, pudiendo variar de -8 hasta 8. Se esa variación fuera igual a cero, se clasifica la persona como satisfecha, y se es diferente de cero, se clasifica como insatisfecha. Caso la diferencia sea positiva, es una insatisfacción por el exceso de peso; y, cuando negativa, se trataría de una insatisfacción por la delgadez. Finalmente fue dada la opinión del investigador con base en los datos del IMC, siendo que la silueta de número 1 corresponde a bajo peso 1, las de número 2 a 5 corresponden a eutrofia, las l de número 6 y 7 a sobrepeso (sobrepeso), y las de 8 y 9 obesidad (ANEXO B).

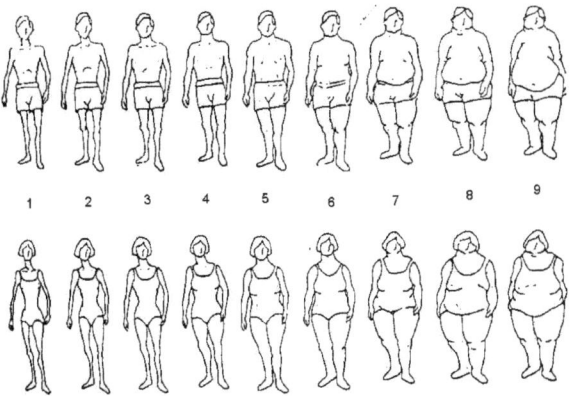

Figuras de silueta corporal de *Stunkard y Sorensen* (1993).

4.1.4 Tratamiento Estadístico

Los datos recogidos por medio de este estudio habían sido analizados a través de estadística descriptiva con el software SPSS 11.0, con el objetivo de verificar medidas de media y de derivación estándar, frecuencias y porcentaje, permitiendo un análisis del comportamiento de las respuestas respecto a las variables analizadas. El grado de asociación entre variables fue realizado a partir del test de *Kendall*. La presentación de los datos fue hecha en tabla.

4.2 Métodos

4.2.1 Metodología de la recogida de datos

Los pacientes procedentes de la unidad de cardiología, tras presentar un consentimiento informado por el médico responsable, comprobando que están en condiciones para la práctica de actividades físicas iniciaron el programa haciendo una evaluación clínica, compuesta por un cuestionario conteniendo la medicación, los síntomas relevantes recientes, histórico familiar y hábitos de vida.

Luego fueron hechas por el equipo responsable por el proyecto medidas de peso, altura, cintura, cadera, frecuencia cardiaca (FC) y presión arterial. Estas medidas fueron repetidas a cada tres meses (3 meses) del programa, junto con el acompañamiento del médico responsable (POLLOCK; WILMORE, 1993).

Las actividades fueron supervisadas por profesionales de actividad física y salud, y por monitores que eran alumnos becarios. Los ejercicios fueron monitorizados frecuentemente a través de la FC, tensión arterial y la intensidad de la actividad física, por la percepción subjetiva del esfuerzo. Estos datos fueron registrados en una ficha individual y verificados periódicamente para evaluar el progreso obtenido durante el programa. La Presión Arterial era medida antes de cada sesión de entrenamiento y después de ésta (en casos específicos, como hipertensión). Aun así, si el paciente revelara respuestas hipertensivas al ejercicio, la tensión era verificada con más frecuencia. La frecuencia cardiaca era verificada en el inicio de las actividades, a cada 15 minutos durante la actividad aeróbica y al final de las actividades (ACSM, 2000).

El equipo del programa que era compuesto por un médico, una enfermera, una psicóloga, dos profesionales responsables por la actividad física y tres monitores, lo que posibilitaba que los pacientes tuviesen un acompañamiento psicológico y a cada seis meses se realizaban charlas sobre estilo de vida, alimentación, calidad de vida, además de actividades de integración como comidas y paseos del grupo.

Los pacientes seleccionados frecuentaron el programa de actividades físicas tres veces a la semana, durante un periodo mínimo de un año.

4.2.2 Estructura de las Actividades:

Calentamiento (ACSM, 1994 y ACSM, 1990):

De 7 minutos de duración conteniendo estiramiento de los principales grupos musculares, seguidos de caminata lenta a fin de disminuir la probabilidad de lesión de tejido.

Resistencia aeróbica (Pollock & Wilmore, 1993):

Realizado a través de 30 minutos de caminata, que inicialmente se realizaba a una frecuencia de un 60% a en 70% de la FC máxima observada en el test de esfuerzo, pudiendo progresar a una FC de un 70% a un 85% dependiendo de la individualidad biológica del paciente, u optar por la Escala de Borg (1-10) para los sujetos que no pudieron alcanzar un 60% a un 70% de la FC máxima. Pacientes con elevada capacidad funcional (8 a 10 METs) y asintomáticos, pudieron optar por realizar un entrenamiento a través de jogging o entrenamiento intercalado caminata más jogging.

Fuerza (CARVALHO *et al.*, 2004):

Los ejercicios de fuerza muscular tienen un papel fundamental en la lucha contra el exceso de peso, el síndrome de la resistencia a la insulina y la *sarcopenia* (condiciones clínicas que se vuelven progresivamente más evidentes con el envejecimiento). Estos ejercicios tienen como objetivo movilizar los principales grupos musculares con una intensidad capaz de promover beneficios metabólicos, fisiológicos y antropométricos. Fueron realizados a través de contracciones dinámicas compuestas de 2 a 3 (dos a tres) series estructuradas de 20 a 15 (quince a veinte) repeticiones (el objetivo principal fue aumento del flujo sanguíneo local y no la hipertrofia muscular) con intervalos de 30 segundos, entre series, para minimizar los niveles de tensión alcanzados a cada repetición.

Flexibilidad

Realizado tras los ejercicios de resistencia muscular, se destinan a preservar o aumentar el grado de amplitud y movilidad de los principales movimientos articulares, coordinación motora, postura, equilibrio y relajación. Fueron ejecutados de forma activa, asistida o pasiva con auxilio de un compañero, con movimientos realizados en una o dos series de 20 segundos (CARVALHO *et al.*, 2004).

5 Resultados y Discusión

5.1 *Caracterización de la Muestra*

Los participantes de la investigación habían sido clasificados de acuerdo con la edad, el peso, la altura y el índice de masa corporal (IMC). A través del análisis de los datos fue posible percibir que el promedio de edad encontrado en el grupo fue de $62 \pm 1,3$ año, siendo que las edades variaron entre 51 y 75 años. El promedio de estatura fue de $170,8 \pm 1,5$ cm. y del peso $78,9 \pm 2$ kg.

El IMC es asociado a la morbilidad y a la mortalidad. Cáncer, enfermedades infecciosas y pulmonares están siendo vinculados al bajo peso; sin embargo, cualquier grado de exceso de peso y también la deposición de gordura abdominal se asocian a diabetes y enfermedades cardiovasculares. Según Ángeles (1992) y Bray (1992), el IMC puede ser mensurado por la división de la masa corporal en kilogramos por el cuadrado de la estatura en metros. Estos autores, basados en revisión de literatura, llegaron al siguiente límite de corte: bajo peso (IMC menor que 20), normal (IMC entre 20 y 25), sobrepeso (IMC entre 25 y 30) y obeso (IMC mayor que 30). En el caso de esta población, el promedio de los participantes se encuentra con 26.83 de IMC, es decir, con sobrepeso. Asimismo, hubo 6 (seis) participantes que se encontraban con IMC normal (IMC variando entre 22 y 24.7) y sólo 4 (cuatro) pudieron ser clasificados como obesos (IMC variando entre 30.4 y 35.20).

Para Willet *et al.* (1999), existen limitaciones cuanto a la evaluación del IMC como estimativa de gordura corporal. La principal es que no hay evaluación separada de la masa gorda (tejido adiposo) y masa delgada (componente exento de gordura). Ya para Forbes (1976) el problema asociado a cualquier metodología de determinación de los límites de corte es el hecho de no saber, claramente, como llevar en consideración la edad, ya que con el envejecimiento ocurre simultáneamente al aumento en la deposición de gordura y a la pérdida del tejido libre de gordura. Sin embargo, a pesar de no indicar la composición corporal, la facilidad de su mensuración y la gran disponibilidad de datos de masa corporal y estatura, además de su relación con morbi-mortalidad, parecen ser motivos suficientes para la utilización del IMC como índice de gordura corporal.

En una investigación realizada en Rio de Janeiro (Brasil), el índice de masa corporal y la razón cintura cadera habían sido relacionados con la ocurrencia de hospitalizaciones. A través de la evaluación de la muestra de base poblacional en el Municipio de Rio de Janeiro, habitantes de ambos los sexos, con edades entre 20 y 60 años, totalizando 1.446 hombres y 1.749 mujeres, habían sido medidos y entrevistados en sus propios domicilios. La hospitalización se refirió a la presencia o no de ingresos en el pasado año de la investigación, excluyéndose partos. Cerca de un 5% de los hombres y un 5,8% de las mujeres relataron haber sido ingresados. Para las mujeres, la prevalecía de las hospitalizaciones aumentó gradualmente con el aumento del índice de masa corporal (AFONSO; SICHIERI, 2002).

5.2 *Imagen Corporal*

Para identificar la insatisfacción de la muestra con la imagen corporal fue aplicado el cuestionario con las 18 figuras de silueta corporal de Stunkard y Sorensen (1993). Del total de los análisis, la silueta de número 6 fue identificada con más frecuencia como siendo la actual, conteniendo un 41,7% de la muestra (tabla 2). Aun así, un 20,8% de los participantes destacó estar en la silueta de número 3, la silueta de número 5 quedó con un 16,7% de la muestra y un 8,3 % en las siluetas de números 2 o 4.

Tabla 1 Frecuencia (n) y porcentaje (%) de la silueta corporal (sc) actual y silueta corporal deseada.

Silueta Actual			Silueta Deseada		
(sc)	(n)	(%)	(sc)	(n)	(%)
2	2	8,3	1	1	4,2
3	5	20,8	2	5	20,8
4	2	8,3	3	7	29,2
5	4	16,7	4	8	33,3
6	10	41,7	5	3	12,5
7	1	4,2			

Ya en la escala referente a la silueta deseada, la silueta más apuntada fue la de número 4, con un 33,3 % de la muestra, seguida de la silueta de número 3 con un 29,2% de la muestra. La silueta de número 2 fue apuntada por un 20,8% de los participantes, la de número 5 por un 12,5% y sólo a un 4,2% les gustaría estar en la silueta 1. Comparando estos datos al estudio de Damasceno et al. (2003), en el cual este cuestionario fue utilizado para cuantificar el tipo físico que las personas desean alcanzar, el autor constató que un 53% de las mujeres apuntó la silueta 3 como siendo la ideal y un 43% de los hombres (mayoría de la muestra) masculina, también apuntó la silueta 4 como deseada.

5.3 *Grado de Insatisfacción*

La tabla a seguir analiza el grado de insatisfacción con la silueta corporal que es un resultado obtenido a través de la sustracción del número referente a la silueta actual con el número referente a la silueta deseada.

Tabla 2 Grado de Insatisfacción con la Silueta Corporal

G. de Insatisfacción	Frecuencia(n)	Porcentaje(%)
0	7	29,2
1	5	20,8
2	8	33,3
3	2	8,3
4	1	4,2
5	1	4,2
Total	24	100,0

La tabla 3 muestra que un 33,3% de la muestra se encuentra insatisfecha con la silueta actual, teniendo como silueta deseada un resultado de 2 (dos) números abajo de la actual. Ya el 29,2% de la muestra se encuentra satisfecha con su silueta. Los otros 20,8% se encuentra levemente insatisfecha, ha optado por estar con una silueta de sólo 1 (uno) número más pequeño que la suya. Sin embargo, el 16,7% se encontraba muy insatisfecho queriendo disminuir la silueta actual de 3 a 5 (tres a cinco) números del modelo propuesto por el cuestionario. Ninguno de los participantes de esta investigación citó que les gustaría aumentar su silueta.

En el presente estudio, los entrevistados presentaron un promedio de 1,50 ± 0,3 referente al grado de insatisfacción, la mayoría (moda) señaló que se encuentra levemente insatisfecha con la silueta actual (grado de insatisfacción= 2).

Este estudio podría obtener resultados diferentes caso la muestra incluyese mujeres. Preocupaciones mórbidas con la imagen corporal generalmente como problemas eminentemente femeninos, siendo que en los casos de trastornos alimentares, sólo un 10% ocurre en el sexo masculino. Esta disparidad puede ser atribuida a factores biológicos y culturales. Sin embargo, una vez que puede tener su génesis parcialmente explicada por factores ambientales, una creciente presión ejercida en gran parte por los medios de comunicación para que los hombres (sobre todo los jóvenes) tengan un cuerpo fuerte y musculoso puede acarrear un aumento en el descontento de la imagen actual (MERLI; ARAUJO 2002; ASUNCIÓN, 2002). En el estudio de Maria *et al.* (2003) fue relacionado el nivel de actividad física con la satisfacción de la imagen corporal de hombres y mujeres, funcionarios de la UDESC de Joinville. Se constató que dentro de esta población, que los hombres se presentaban más satisfechos con la imagen corporal que las mujeres.

5.4 *Variables Referentes a la Calidad de Vida*

En la tabla 4 están los resultados referentes a la aplicación del MLHFQ. Según estos resultados, en el presente estudio el promedio de calidad de vida fue de 18,83 ± 2,9. La puntuación máxima llegó a 50 puntos.

Tabla 3 Cuestionario de Calidad de Vida

	Síntomas Físicos	Sínt. Emocionales	Total Minnessota
Promedio	4,7 ± 1,1	4,7 ± 0,9	18,8 ± 2,9
Máximo	18	14	50
Mínimo	0	0	1

Según el autor de este cuestionario, Thomas Rector (1999) como el MLHFQ se refiere a los efectos de la enfermedad cardiaca y su tratamiento en la vida de los pacientes, un aumento de 5 (cinco) puntos en total de la puntuación final del cuestionario puede ser considerado suficiente para la mayoría de los pacientes reevaluar el tratamiento que está haciendo, los efectos colaterales de la medicación y/o el coste de la misma. Así, la media de los entrevistados alcanzó una puntuación en una escala media en lo que se refiere a la calidad de vida, mostrando que éstos, a pesar de presentaren en su día a día algunos efectos colaterales decurrentes de la enfermedad, todavía consiguen convivir con la misma sin grandes preocupaciones.

Meyer y Hofman (2003) utilizaron el MLHFQ para evaluar las variables de calidad de vida de un grupo compuesto por 51 pacientes cardiacos, con edad aproximada a los 59 años, sometidos a un programa de entrenamiento físico. Tras doce semanas, estas personas relataron que hubo mejora en la calidad de vida no sólo cuando relacionada a la tolerancia al esfuerzo físico, sino de manera general en sus actividades cotidianas.

Otro estudio parecido fue realizado en Indiana, envolviendo hombres con insuficiencia cardiaca crónica, sometidos a un entrenamiento físico de ocho semanas, fue utilizado el mismo cuestionario para verificar los cambios en la calidad de vida. El resultado relacionado a la calidad de vida de la muestra fue positivo y, además de la mejora de manera general y cotidiana, los entrevistados relataron mejoras en la calidad de vida por lo que respecta a la enfermedad (SWANT *et al.*, 2002).

Este instrumento también fue utilizado para verificar las diferencias presentes entre el sexo y la edad en lo que dice respecto a la calidad de vida. El estudio fue realizado con una muestra de 165 personas, divididas en cuatro grupos: el masculino, el femenino, los con más de 65 años y el de los con menos de 65 años. Tras seis meses, se observó que las mujeres con menos de 65 años presentaban las variables de calidad de vida inicialmente con puntuación relativamente menores que los demás grupos, presentando significativa mudanza tras (26) veintiséis semanas. En lo que se refiere a las escalas emocionales, en la mayoría de los casos las mujeres tuvieron puntuación menores (HOUT *et al.*, 2004).

En el presente estudio, los Síntomas Físicos, que son aquellos que se refieren a las debilitaciones del organismo ocasionadas por la enfermedad, habían tenido promedio de 4,7 ± 1,1 puntos. En los Síntomas Emocionales o factores emocionales ocasionados por la enfermedad como el miedo, la ansiedad, la inseguridad y la depresión, el promedio fue de 4,7 ± 0,9 puntos. Sin embargo, en ambos los casos (síntomas físicos o emocionales) hubo personas cuya puntuación fue igual a 0 (cero) y personas cuya puntuación se aproximó de los 5 (cinco) puntos, mostrando así, la heterogeneidad del grupo.

Esto muestra que dependiendo del estado de gravedad en que se encuentra el paciente, la presencia o no de eventos cardiacos y la proximidad de estrés, el paciente puede haber sido alcanzado más o menos, físico o emocionalmente, por la enfermedad. Sin embargo, cuando hablamos de síntomas emocionales, estamos refiriéndonos al significado subjetivo de un acontecimiento que es atribuido por alguien, y no a la enfermedad en sí. Según Lipp (1994), no es el hecho en sí que molesta las personas de manera general, pero la forma que éste es interpretado o la realidad vivida de momento.

Abajo se encuentran los coeficientes comunes obtenidos a través de la asociación de las variables: Edad, Índice de masa corporal (IMC), Silueta Actual (SA), Silueta Deseada (SD), Grado de Insatisfacción (GI), Total Minnessota (TM), Síntomas Físicos (SF) y Síntomas Emocionales (SE).

Tabla 4 Datos referentes a los coeficientes comunes entre las variables investigadas

	Edad	IMC	SA	SD	GI	TM	SF	SE
Edad	1,000							
IMC	0,048	1,000						
SA	0,04	0,476*	1,000					
SD	-0,096	0,038	0,465*	1,000				
GI	0,070	0,513*	0,608*	-0,128	1,000			
TM	0,003	0,165	0,410*	0,439*	0,107	1,000		
SF	0.026	0,189	0,430*	0,297	0,162	0,652*	1,000	
SE	-0,089	0,234	0,372*	0,474*	0,032	0,735*	0,440*	1,000

El aumento desenfrenado de las enfermedades cardiacas despierta preocupación por parte de los profesionales de la salud, por esta ser una de las principales causas de mortalidad y morbilidad actualmente. Sin embargo, tal preocupación no debe restringirse a factores intrínsecos a la enfermedad. Ella debe abarcar sentidos más amplios del paciente, percibiéndolo de una manera holística, es decir, trabajándolo en su autoestima y en los aspectos referentes a su vida de manera general.

A través de la asociación de *Kendall'* se verificó que cuanto mayor el IMC y el número que representa la silueta actual, mayor el valor referente al grado de insatisfacción. Comparando esos valores a un estudio realizado en San Caetano del Sur (SP/ Brasil), que analizó el índice de satisfacción y evaluación de la autoimagen en 114 señoras con edades entre 50 y 83 años, se concluyó que aquéllas que poseían menor peso y menor IMC también presentaban mayores grados de insatisfacción con la imagen corporal (BRADDION *et al.* 2000)

Otro dato significativo fue que aquéllos que estaban con un número mayor referente a la silueta actual también presentaban mayores puntuaciones en el cuestionario de calidad vida (MLHD), mostrando que cuanto mayor la silueta actual, menor es la calidad de vida de la muestra estudiada. Las variables referentes a la calidad de vida tuvieron una puntuación total mediana para la mayoría de los entrevistados, existió correlación significativa entre los síntomas físicos (fatiga, falta de aire, cansancio), factores emocionales (miedo, ansiedad, depresión, inseguridad) y la puntuación total del cuestionario de calidad de vida.

Para Nahas (2002) existe un consenso alrededor de una idea que defiende que la combinación de varios factores, tales como estado de salud, satisfacción en el trabajo, ocio, relaciones sociales y familiares, placer y espiritualidad, que resultarán en un conjunto de situaciones resumidas como calidad de vida. Ya Terluriano (2003) afirma que son las maneras de convivir con las presiones diarias que comprometen el autocontrol, disminuyen la autoestima y promueven disturbios comportamentales, depresiones, ansiedades y alteraciones físicas.

Almeida *el al.* (2002), en una investigación con 30 mujeres mórbidamente obesas, a través de una evaluación individual que contenía el dibujo de la figura humana y una entrevista complementaria, verificó que las mujeres obesas presentan dificultad de expresar simbólicamente su imagen corporal, ha sugerido la presencia de indicadores de sentimientos de inferioridad, descontento y preocupación con el cuerpo y la belleza, reflejando en su calidad de vida.

En el presente estudio, los factores o síntomas emocionales citados en el cuestionario también parecen estar correlacionados con la silueta deseada más distante de la suya y con poca calidad de vida (r =0,474 y r= 0,735 respectivamente), aunque fueron pocos los casos donde las variables de calidad de vida tuvieron puntuaciones preocupantes. Sin embargo, en los casos donde estos dados eran preocupantes la alteración o la disminución del nivel de calidad de vida, frecuentemente estaban relacionados a un evento cardiaco (infarto, ingreso, uso de marcapaso) reciente o un agravamiento de la enfermedad.

Notablemente, el significado psicológico de la imagen corporal se vuelve vehículo de expresión de la personalidad. Koukouv *et al.* (2004) en su estudio realizado en Grecia, utilizó el MLHD, entre otros cuestionarios, para evaluar la calidad de vida de cardiópatas, concluyo que hubo una significativa mejora en las variables de depresión y ansiedad que pueden estar asociadas a las mejoras en la calidad de vida en estos pacientes.

Conn *et al.* (1991), en investigación sobre la relación de la ansiedad, depresión, calidad de vida y cambios de hábitos, relata que la depresión es una importante variable en la calidad de vida y la adhesión a los cambios de hábitos cotidianos tiene importante efecto en estos ítems. Para Freck *et al.* (2002), síntomas depresivos están inversamente relacionados a síntomas subjetivos de bienestar y salud. Individuos con mayor intensidad de síntomas depresivos, tienen un menor compromiso con la puesta en marcha físico y psicológico y evalúan peor su calidad de vida.

Asimismo, los síntomas físicos presentaron correlación significativa con los síntomas emocionales (r= 0,440), mostrando que muchas veces los síntomas físicos causados por la enfermedad podrían estar relacionadas a una forma más subjetiva del paciente al verse ante la enfermedad, o incluso, ante una inseguridad. Este dato, está de acuerdo con la teoría de Campos *et al.* (1992), que dice que la relación entre síntomas físicos y emocionales, aunque discutidas desde hace mucho tiempo y que traigan diversas controversias, son muy claras, pues cuando se trata de relacionar el músculo corazón y la emoción, sabemos que hay un aumento en la frecuencia cardiaca frente a varias situaciones subjetivas.

De un modo general, la muestra presentó una percepción real de su imagen corporal, aunque algunos hayan presentado una cierta insatisfacción o una cierta incomodidad en relación su imagen. Los índices de calidad de vida e imagen corporal tuvieron un coeficiente de correlación significativo, ya que las personas que se encontraban insatisfechas con su imagen actual, en la mayoría de los casos, estaban asociadas a una vida con menos calidad. Por lo que se podría establecer una influencia notable de la calidad de vida sobre la percepción de la imagen corporal o viceversa.

Es importante todavía recordar que en el presente estudio, la muestra es formada por pacientes coronarios y para Burvil apud Silva *et al.* (2003), un 20% de los individuos con enfermedades crónicas desarrollan depresión y además, la enfermedad cardiaca se encuentra asociada a la depresión en la mayoría de los casos de ingreso no psiquiátrica.

6. Limitaciones y aportaciones del estudio

6.1 Limitaciones del Estudio y Sugerencias para Futuras Líneas de Investigación

Este estudio apuntó algunas limitaciones que podrían ser cambiadas y llevadas a cabo en futuras investigaciones.

- La primera limitación observada, fue la larga franja etaria de los participantes, ya que ellos estaban en etapas muy diferentes de la vida, lo que podría repercutir en las variables referentes en la calidad de vida y en el enfrentamiento a la enfermedad.
- Otra limitación fue el tiempo en que cada participante estaba inscrito en el programa, que es un factor importante respecto a los cambios físicos y psicológicos advenidos del programa de rehabilitación cardiaca.
- Para futuros estudios, se sugiere agregar otros métodos de medir la grasa corporal tales como la Antropometría, Bioimpedancia, Absorciometrria por Raios X, Pletismografia, Dilución Isotónica, Pesada Hidrostática y La Resonancia Magnética Nuclear, ya que el IMC es un método que tiene su respaldo bibliográfico y es eficaz cuando si tiene pocos recursos de material y personal, aunque presente algunos fallos como superestimar la masa corporal de individuos entrenados (WILLET *et al.*, 1999).
- Además, para futuros estudios se sugiere agregar cuestionarios socioeconómicos que también son importantes cuando se tratan de temas como la calidad de vida.

6.2 Aportaciones del Estudio

- Las personas que se encuentran satisfechas con su imagen actual generalmente se muestran más seguras, lo que refleja en menos problemas emocionales y de acuerdo con los datos de este estudio, eso repercutirá en menos síntomas físicos de la enfermedad.

- Las personas que consiguen adoptar hábitos más saludables, incluir actividades que les den satisfacción en su día a día, y sobre todo preocuparse menos por la enfermedad, adquieren una vida con más calidad, se encuentran más satisfechas con su imagen, y consecuentemente, consiguen mejorar su autoestima y hasta mismos los síntomas de la enfermedad coronaria.

7. Bibliografía

ADAMI, F et al..Aspecto da construção e desenvolvimento da imagem corporal e implicações na Educação Física. Revista Digital, Buenos Aires, v.10, n.83, abril, 2005. Disponível em <http://www.efdeportes.com/efd83/imagem.htm> acedido en 50/05/2005.

ACSM´S GUIDELINES FOR EXERCISE TESTING AND PRESCRIPTION, **American College of Sports Medicine**, 6 ed., Copyright, pp. 111-141, 2000.

ANJOS, L.A. et al. Vigilância nutricional em adultos: experiência de uma unidade de saúde atendendo população favelada. **Cadernos de Saúde pública**, v. 8, p. 50-56, 1992.

ASSUNÇÃO, S.S.S. Dismorfia Muscular. **Revista Brasileira de Psiquiatria,** São Paulo, v. 24, n. 3, dez, 2002.

AFONSO, F.M; SICHIERI,R. Associação do índice de massa corporal e da relação cintura/ quadril com hospitalizações em adultos do Município do Rio de Janeiro, RJ. **Revista Brasileira de Epidemiologia**, São Paulo, v. 5, n. 2, ago,2002.

ALMEIDA, Graziela Aparecida; LOUREIRO, Sônia Regina; SANTOS, José Ernesto dos. A imagem corporal de mulheres morbidamente obesas avaliadas através do desenho da figura humana. **Psicologia, Reflexão e Crítica**, v. 15, n. 2, p. 283-292, 2002.

BALADY,G.J. et al. **AMERICAN COLLEGE MEDINE SPORT**: diretrizes do ACSM para os testes de esforço e sua prescrição. Rio de Janeiro: Guanabara Koogan, 2003.

BARRETO, J.A. **Psicologia do Esporte:** para atleta de alto rendimento. Rio de Janeiro: SHAPE, 2003.

BENECETTI, T.R.B.; LOPES, M.A. Percepção da silhueta corporal em idosos. **XXIII-Simpósio Internacional em Ciências do esporte: Atividade , Fitness e Esporte.** São Paulo p.160, 2000.

BRACCO, M. et al. Avaliação do Processo de mudanças de comportamento de professores de escolas públicas estaduais de acordo com o modelo Transleotídeo. In: SIMPÓSIO INTERNACIONAL EM CIÊNCIAS DO ESPORTE, 23., 2000, São Paulo. **Anais...** São Paulo. Edição Especial da Revista Brasileira de Ciências do Movimento, p.159, 2000.

BRAY, G.A. Pathophysiology of obesity. **American Journal of Clinic Nutrition,** v. 55, p. 488-495, 1992.

BRAGGION, G.F. et al. Comparação da variáveis antropométricas de acordo com o Grau de Satisfação corporal de senhoras ativas acima de 50 anos. **Simpósio Internacional de Ciência do esporte**, p.80, 2000.

BRAIR, S.N. et al. Changes in physical fitness and all-cause mortality: a prospective study of healthy and unhealthy men. **Journal of the American Medical Association**, n.203, p.1093-1098, 1995.

BROSTROM, A. et al. Sleep difficulties, daytime sleepiness, and health-related quality of life in patients with chronic heart failure. **Journal of Cardiovascular Nursing**, n.19, v. 4, p. 234-42, jul-aug, 2004.

BURKE,A.P. et al. Effect of risk factor on the mechanism of acute thromboses and sudden death in woman. **Circulation**, v. 97, p. 2110-2116, 1998.

CAMPOS, E.P. Aspectos psicossomáticos em Cardiologia. In: MELO FILHO, J. et al. **Psicossomática Hoje**. Porto Alegre: Artes Médicas, 1992. 385 p.

CAPISANO, F. **O corpo:** visão psicodinâmica. Rio de Janeiro: Imago, 1990.

CARVALHO, T. Tratamento da Doença Coronariana no Brasil: um quadro que reflete a necessidade de uma mudança de paradigma. **Revista Brasileira de Medicina do Esporte**, v. 6, n. 6, nov/dez. 2000.

CARVALHO, Tales de, *et al.*. Normatização dos equipamentos e técnicas da reabilitação cardiovascular supervisionada. **Arquivos Brasileiros de Cardiologia**, v. 83, n. 5 pp. 448-452, 2004.

CHIOAZZA, L. **Porquê adoecemos? A história oculta do corpo**. Campinas: Papiro, 1987, 166p.

CONN,V.S.; TAYLOR,S.G.; WIMAN.P. Anxiety, Depression, Quality of Life and Self Care among Survivors of Myocardial Infarction. **Issues in Mental Health Nursing**, v.12, p.321-331, 1991.

CRAIK, F.I.M. Search of self: a positron emission tomography study. **Psychology and Science**. v.10, p. 26-34, 1999.

DAMASCENO, Vinícius O. et al. Gordura e imagem corporal. Simpósio Internacional de Ciências do Esporte, 24., 2002. **Anais...** São Paulo, 2002.

DAMÁSIO, Atonio R. *O erro de Descartes: emoção, razão e cérebro humano*, São Paulo :Cia. das Letras, 2000.

DE LUCA,N.I.G. **Significando o corpo:** um estudo sobre as concepções de corporeidade legitimadas pelos professores de Educação Física e alunos de uma escola pública. 1999. xxx f. Dissertação (Mestrado em Educação Física) - Universidade Federal de Santa Catarina, Florianópolis, 1999.

DUARTE, G.M.; ALFIERI, R.G. **Exercício e o Coração**. 2. ed. Rio de Janeiro: Cultura Médica, 1993.

EHRSSON, H. Brain Recording may shed light in disorders of self-perception such as schizophrenia, stroke and phantom limb syndrome. Medical Studies / Trials. Available on< http://www.news-medical.net/?id=3015>. Publish on July 4, of 2004.

FORBES, G. B. The adult decline in lean body mass. **Human Biology,** v. 48, p.161-173,1976.

FLORES E SILVA, Y. **Cuidado de si ou violência corporal?** A produção da velhice feminina na mídia. 1999. xxxp. Tese (doutorado em filosofia da enfermagem) -. Universidade Federal de Santa Catarina. Florianópolis, 1999.

FRANKLIN, B.A.; GORDON S.; TIMMIS, G.C. **Exercise in Modern Medicine**. Baltimore,USA: Williams&Wilkins, 1989.

FRECK, M.P.A. Associação entre os sintomas depressivos e o funcionamento social em cuidados primários com a saúde. **Revista de Saúde Pública,** São Paulo, v. 36, n. 4, 2002.

HAK, T. et al. A qualitative validation of the Minnesota Living with Heart Failure Questionnaire. **Quality of Life Research**, n.13, v. 2, mar, p. 417-426, 2004.

HEINE, S.J. Self as cultural product: an examination of East Asian and North American selves, **Journal of Personality**.v.69 pp. 881–906, 2001.

HENNEKENS, C.H. Increasing burden of cardiovascular disease. Current knowledge and future directions for research on risk factors. **Circulation**, v. 97, p. 1095-1102, 1998.

HOUT, N. et al. Relationship of age and sex to health-related quality of life in patients with heart failure. **American Journal of Critic Care**, n.13, v.2, p.153-61, mar, 2004.

HUEB, W. et al **Two to eight year survival rates in patients who refused coronary artery bypass grafting**. American Journal Cardiologia, v.63, p.155-159, 1989.

YING ZHU; LI ZHANG; JIN FANY; SHIHUI HAN. Neural basis of cultural influence on self presentation. **Neuro Image**. n.34, v.3, p.1310-1316, feb, 2007.

JACOBS D.R; MACGOVERN P.G.; BLACKBURN H., The US decline in stroke mortality: What does ecological analysis tell us? **American Journal of Public Health**, n.82, p.1596-1599,1992.

JENOVES, J.F., BRACCO, M.M., GOLUGNATI,F.A.B.,TADDEI,J.A.A.A.C. Perfil de atividade física em escolares da rede pública de diferentes estados nutricionais. **Revista Brasileira de Ciência e Movimento**, v.1, n.4, p.57-62, 2003.

KANNEL, W.E. Contributions of Framingham study to preventive cardiology. *Journal of the* **American College of Cardiology,**n15, p.206-211, 1990.

KAPLAN, H.I.;SADOCK,B.J. **Tratado de Psiquiatria**.Porto Alegre: Artmed,1997.

KOSSLYN SM, GANIS G, THOMPSON WL. Neural foundations of imagery. **Nature Reviews Neuroscience**. v. 2, pg: 635-642, 2001.

KOUKOUVOU.G, et al.. Quality of life, psychological and physiological changes following exercise training in patients with chronic heart failure. **Journal Rehabilitation Medical**, n.36, v.1, p. 36-41, jan, 2004.

LAURENTI,R.BUCHALAC.M. Os Mitos a respeito das Doenças Cardiovasculares. **Arquivos Brasileiros de Cardiologia**, v.76, p.99-104, 2001.

LIEBERMAN,M.D. Social Cognitive Neuroscience: A Review of Core Process. Annual Review of Psychology. v.58, p.259-289.Available on <arjournals.annnualreviews.orgby University of Malaga>. Access on 05/07/07.

LION,L.A.C.,CRUZ,P.M.,ALBANESI,F.M. Avaliação de Programa de Reabilitação Cardíaca.Análise após 10 anos de acompanhamento.**Arquivos Brasileiros de Cardiologia**, v.68, n.1,p..13-19,1997.

LIPP, M. E. N. **Como enfrentar o stress**. 3. ed. Campinas: Unicamp, 1990.

LUKKARINEN, Hallene. Life Course of People with Coronary Artery Disease. **Blackwell Science**, v.8, p.701-711, Nov,1999.

MARKUS, H.R., KITAYAMA,S. Culture and the self: implication for cognition, emotion and motivation, **Psychology Review.** v.98, p. 224-253,1991.

MARIA, A.L. MUTSCHAU, F. OLIVEIRA, F. R. Nível de atividade física e silhueta corporal em funcionários da UDESC-Joinville. **Anais do I Congresso de Saúde, Esporte e Qualidade de Vida de Curitiba-PUCPR.**p.25,,jul,2003.

MARIA,AL.; MUTSCHAU,F.; DE OLIVEIRA,F.R. **Nível de atividade física e silhueta corporal de funcionários da UDESC_ Joinville.** In: 1° Congresso de Saúde, Esporte e Qualidade de Vida de Curitiba. I: 25,2003.

MATHIAS, T.A.F., JORGE,M.H.P.M.,LAURENT,R. Doenças Cardiovasculares na População idosa. Análise no comportamento da Mortalidade no Município da Região Sul do Brasil no Período de 1976 a 1998. **Arquivos Brasileiros de Cardiologia.**v.82, n.6, 2004.

MEYER, Katharina; HOFMANN, Kurt Laederach.. Effects of a Comprehensive Rehabilitation Program on Quality of Life in Patients with Chronic Heart Failure. **Program of Cardiovascular Nursing,** n.18, v.4, p.169-176, 2003.

MERLIN, PAULA; ARAÚJO, ALEXANDRA M. Transtornos alimentares em homens: um desafio diagnóstico. **Revista Brasileira. Psiquiatria.** São Paulo,v.24 suppl.3, dez ,2002.

MIRANDA,M.L.J.,GOLDELI,M.R.C.S.. Música, atividade física e bem estar. **Revista Brasileira de Ciência e Movimento,** v.11, n.4, p. 87, 2003.

MINISTÉRIO DA SAÚDE. **Doenças Cardiovasculares no Brasil:Sistema único de Saúde** (SUS). Brasília, DF :Coordenação de Doenças Cardiovasculares;1993.36p.

MORRIS, J.N., HEADY,.J.A., RAFFLE,P.A.B., Physique of London busmen: the epidemiology of uniforms.**Lancet**,1953

MORRIM, Louise; BLACK, Sandra; REID, Robert. Impact of the Duration in a Cardiac Rehabilitation Program on Coronary Risk Profile and Health-Related Quality of Life Outcomes. **Journal of Cardiopulmonary Rehabilitation**. Lippincot & Wilkins, v.20, p.115-21 mar/ apr, 2000.

NAHAS,M.V. **Atividade Física :Saúde e qualidade de vida**. 2.ed. Londrina: Midigraf, 2001.

NIEMAN,D.C.,**Exercício e Saúde :como se prevenir de doenças utilizando o exercício como medicamento**.São Paulo: Manole, 1999.

NUNOMOURA,M. Motivos de adesão à atividade física em função das variáveis idade,sexo,grau de instrução e tempo de permanência. **Revista Brasileira de Atividade Física e Saúde** Londrina, Paraná, v.3,n.3, p. 45, 1998.

OLIVEIRA,E..S.A.,NAHAS,M.V.,BARROS,M.V.G. **Barreiras para prática de atividades físicas em Santa Catarina.** In: XXIII: SIMPÓSIO INTERNACIONAL EM CIÊNCIAS DO ESPORTE. 2000. São Paulo. **Anais...** São Paulo. Edição especial da Revista Brasileira de ciências do movimento, p.159, 2000.

OSORIO, M. M. **A aprendizagem na medição social do aprendizado e da docência**. Ijuí: Ijuí, 1992.

OLDRIDGE,N.B. Outcome Assessment in Cardiac Rehabilitation : Health Related Quality of Life and Economic Evaluation. **Journal of Cardiopulmonary Rehabilitation,** n.17, p.179-194, 1997.

PAFFENBARGER,R.S.,KAMPERT,J.B.,LEE,I.M.,HYDE,R.T.,LEUNG,R.W.,WING,A.L.Cha nges in physical activity and other lifeway patterns influencing longevity. **Meicine and Science in Sport and Exercice,** n.26, p.857-865, 1994.

PARSONS, T .The Sick Role and The Role of the Physician Considered. **Health and Society,** v. 53, p.257-278,1975.

POLLOCK, M., WILMORE, J.H. **Exercícios na saúde e na doença: avaliação e prescrição para prevenção e reabilitação,** 2 ed, Rio de Janeiro, MEDSI, 1993.

POWELL,K.E. et al. Physical Activity and the incidence of Coronary Disease. **Annual Review of Public Health,** n8, p.253-7, 1987.

POWERS,S.K.; HOWLEY,E.T. **Fisiologia do Exercício:Teoria e Aplicação ao Condicionamento e ao Desempenho.**3ed. Manole: São Paulo, p258-261, 1997.

QUITTAN,M; WIESINGER,G.F; CREVENNA,R; NUHR , M.J; POSCH, M; HULSMANN,M; MULLER, D; PACHER, R; FIALKA;MOSER, V. Cross-cultural adaptation of the Minnesota Living with Heart Failure Questionnaire for German-speaking patients. **Journal of Rehabilitation Medical**. n.33, v.4, p.182-6, Jul, 2001.

RECTOR,T.S.;TSCHUMPERLIM,L.K.;KUBO,S.H.;BANK,A.J.;FRANCIS,G.S.;MACDONA LD,K.M.;KEELER,C.A.;SILVER,M.A..Use of Living with Heart Failure Questionnaire to ascertain patient's perspectives on improvement in quality of life versus risk of drug-induced death. **Journal of Cardiac Failure**.v.1, p.201-206,1999.

ROSSI, P.S, ROTH, M.A. A imagem corporal e indicadores de transtorno alimentares, anorexia e bulemia nervosa em adolescentes praticantes de atividades físicas na cidade de Santa Maria .RS. In: XXIII: SIMPÓSIO INTERNACIONAL EM CIÊNCIAS DO ESPORTE. 2000. São Paulo. **Anais...** São Paulo. Edição especial da Revista Brasileira de ciências do movimento, p.159, 2000.

RIEGEL, B; CARLSON, B; GLASER,D; ROMERO,T. Changes over 6-months in health-related quality of life in a matched sample of Hispanics and non-Hispanics with heart failure. **Quality of Life Research**.n.12,v.6, p.689-98, set, 2003.

RIEGEL, Barbara; MOSER, Debra K.; GLASER, Dale; CARLSON, Beverly; DEATON, Christi; ARMOLA, Rochelle; SETHARES, Kristen; SHIVELY, Martha; EVANGELISTA, Lorraine; ALBERT, Nancy. The Minnesota Living With Heart Failure Questionnaire: Sensitivity to Differences and Responsiveness to Intervention Intensity in a Clinical Population. **Nursing Research,** n.51 v.4, pg.209-218, Jul/Aug,2002.

SAMULSKI, Dietmar. **Psicologia Do Esporte**. São Paulo: Editora Manole Ltda, 2002.

SCHILDER, P. The image and appearance of the human body. New York, **International Universities Press**, 1950.

SORENSEN, T.I.; STUNAKRD,A. J. Does obesity run is families or because of genes? An adoption study using silhouette as a measure of obesity. **Acta Psychiatric Scand** Suppl.v.370, p. 67-72,1993.

SOUZA,E.C.M.S.,LEITE,N.,RADOMINSKI,R.B.,RODRIGUESANEZ,C.R.,CORREIA,M.R. H.,OMERI,S.Reabilitação Cardiovascular : Custo-Benefício. **Revista Brasileira de Medicina do Esporte,**v.6,n.4,2000.

SILVA FILHO, H.C. et al.Depressão após Infarto no Miocárdio. **Jornal Brasileiro de Psiquiatria,**v.48, n.4,p.163-67,1999.

SILVA,M.V.F.; FUREGATO,A.R.F.; COSTA JÚNIOR,M.L. Depressão:pontos de vista e conhecimento do enfermeiro. **Revista latino América,**v.11,n.1, p.7-13,2003.

SQUIRES,R.W. Cardiac Rehabilitation Issues for Hear Transplantation Patients. **Journal of Cardiopulmonary Rehabilitation,** n10 p 159-168, 1991.

STONE, J.A., et al. Canadian Guidelines for Cardiac Rehabilitation and Atherosclerotic Heart Disease Prevention: a Summary. **Canadian Journal of Cardiology,** n.17, 2001.

SWANK A.M., FUNK D.C., BARNARD K.L., ADAMS K.J., DENNY D.M..Combined high intensity strength and aerobic training enhances quality of life outcomes for individuals with CHF. Disponible en <http: // www. Journal of Exercise Physiology.com/image.htm>. Aceso en mayo de 2002.

STUART.G.W. Respostas Emocionais e Transtornos de Humor. In: STUART.G.W;LARAIA,M. **Enfermagem Psiquiátrica:princípios e prática.** Porto Alegre: Atmed, cap 19,p. 380-4666, 2001.

TAMAYO, A. CAMPOS, A. P.M., MATOS, D. R., MENDES, G.R., SANTOS, J.B., CARVALHO, N.T. A influencia da atividade física regular sobre o autoconceito. **Revista Estudos de Psicologia.** Natal. v.6,n.2 jul/dez, 2001.

TAVARES,M.C.G.C.F. **Imagem corporal:um conceito e desenvolvimento.** Barueri: Manole, 2003.

TELURIANO, K.L. **Fatores externos que afetam a produtividade humana em seu trabalh.** 2003. xxxp. Dissertação (mestrado em empenharia de produção) -. UFSC, 2003.

WATSON,L.A., DRITSCHL,B., OBONSAWIN, M.C., JENTZSCH,I. Seeing yourself in a positive light: Brain correlate of Self Positive Bias. Brain Research. Available in:< http://www.ncbi.nlm.nih.gov/entrez/?cmd=Retrieve&d...>. Assess in march 23 of 2007.

WEINECK,J. **Atividade Física e esporte: para que?** Barueri: Manole, 2003

WENGER, N.K., FROELICHER,E.S., SMITH,L.K. Cardiac Rehabilitation as Secondary Prevention. **AHCPR Publication,** n.96, 1995.

World Health Organization. Expert Committee, Rehabilitation after Cardiovascular Diseases, with Special Emphasis on Developing Countries. **Technical report. Geneva: World Health Organization,** n.83, 1993.

World Health Organization. Obesity: preventing and managing the global epidemic. Report of a WHO Consultation. **Technical report. Geneva: World Health Organization,** n 894, 1998.

WILLET, W.C.;DIETZ, W.T.; COLDITZ, G.A. Guideline for health weight. **Nursing English Journal Medical,** v.341, n.6, p.427-33, 1999.

WILLIAMNS,H. G. **Perceptual and motor development.** New Jersey: Prentice-Hall, cap10, 1983.

LISTA DE TABLAS

LISTA DE ANEXOS

ANEXO A - Questionário de Qualidade de vida de Minnesota – 1986

Questionário de Qualidade de Minnesota de vida de Minnesota – 1986

No último mês sua doença cardíaca o impediu de viver como queria por:	Não	Muito pouco				Demais
Causar inchaço nos tornozelos, pernas, etc?	0	1	2	3	4	5
Obrigar você a sentar ou deitar para descansar durante o dia?	0	1	2	3	4	5
Tornar sua caminhada ou subida de escadas difícil?	0	1	2	3	4	5
Tornar seu trabalho doméstico difícil?	0	1	2	3	4	5
Tornar suas saídas de casa difícil?	0	1	2	3	4	5
Tornar difícil dormir bem a noite?	0	1	2	3	4	5
Tornar difícil seus relacionamentos ou atividades com familiares ou amigos?	0	1	2	3	4	5
Tornar seu trabalho para ganhar a vida difícil?	0	1	2	3	4	5
Tornar seus passatempos, esportes ou diversão difícil?	0	1	2	3	4	5
Tornar sua atividade sexual difícil?	0	1	2	3	4	5
Fazer você comer menos as comidas que você gosta?	0	1	2	3	4	5
Causar falta de ar?	0	1	2	3	4	5
Deixar você cansado, fatigado ou com pouca energia?	0	1	2	3	4	5
Obrigar você a ficar hospitalizado?	0	1	2	3	4	5
Fazer você gastar dinheiro com cuidados médicos?	0	1	2	3	4	5
Causar em você efeitos colaterais das medicações?	0	1	2	3	4	5
Fazer você sentir-se um peso para familiares ou amigos?	0	1	2	3	4	5
Fazer você sentir falta de auto controle na sua vida?	0	1	2	3	4	5
Fazer você se preocupar?	0	1	2	3	4	5
Tornar difícil para você concentrar-se ou lembrar-se das coisas?	0	1	2	3	4	5
Fazer você sentir-se deprimido?	0	1	2	3	4	5

Todas as perguntas devem ser lidas preferencialmente pelo próprio paciente, que deve responder a todas e marcar com apenas um círculo o número de cada linha.

1. Com qual das silhuetas a seguir você se identifica?

2. Em qual delas gostaria de estar?

3. Opinião do pesquisador.

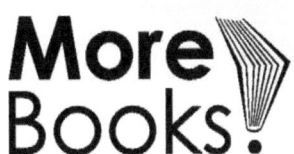
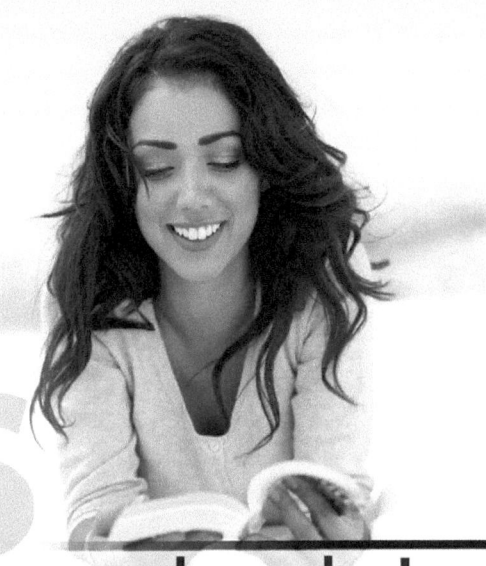
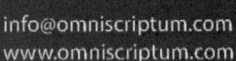
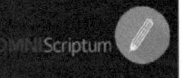

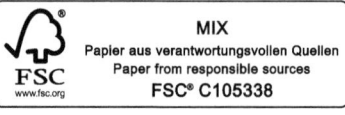

Printed by Books on Demand GmbH, Norderstedt / Germany